太湖大学系列教材

吴述各家学说·脾胃研究（上部）

吴雄志　著

辽宁科学技术出版社
·沈阳·

图书在版编目（CIP）数据

吴述各家学说·脾胃研究（上部）/吴雄志著. —沈阳：
辽宁科学技术出版社，2019.3（2025.1重印）
　　（太湖大学系列教材）
　　ISBN 978-7-5381-9680-1

　　Ⅰ.①吴…　Ⅱ.①吴…　Ⅲ.①脾胃学说　Ⅳ.①R256.3

中国版本图书馆 CIP 数据核字（2017）第 329397 号

出版发行：辽宁科学技术出版社
　　　　　（地址：沈阳市和平区十一纬路 25 号　邮编：110003）
印　刷　者：辽宁新华印务有限公司
经　销　者：各地新华书店
幅面尺寸：145mm×210mm
印　　张：8.5
插　　页：8
字　　数：250 千字
出版时间：2019 年 3 月第 1 版
印刷时间：2025 年 1 月第 6 次印刷
责任编辑：寿亚荷
封面设计：翰鼎文化/达达
版式设计：袁　舒
责任校对：李淑敏

书　　号：ISBN 978-7-5381-9680-1
定　　价：60.00 元

联系电话：024-23284370　13904057705
邮购热线：024-23284502
E-mail：syh324115@126.com

序

人之一生，生死之外，并无大事，然成住坏空，死生无常。无常之中，气聚成形，气散而终，而脾胃者，乃生化之源。顾护脾胃，虽不能超越微细生死，然能于此有漏国土，善生乐生，亦是幸事。何况土者，厚德载物，宿植德本，众人爱敬。余二十而作《脾胃病学》，弹指二十三载，岁月已逝，物我皆非昨日，今修订再版，何故？法灯永传、圣道永昌而已。虽斗转星移，然初心未改也。

吴雄志

2018 年 10 月 8 日于海天阁镜心斋

目　录

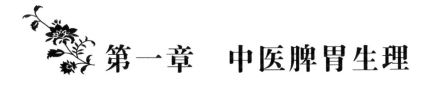

第一章　中医脾胃生理

一、太阴阳明，阴阳易位，更虚更实，更逆更从

1. 阴阳易位

脾胃在生理上第一个特点是太阴阳明、阴阳易位。为什么叫"阴阳易位"呢？消化道由口到肛门分别为太阴肺（口、咽、食管）、阳明胃（胃）、太阴脾（小肠）、阳明大肠（大肠、肛门）所主，所以叫"阴阳易位"。

2. 更虚更实

脾胃第二个特点是虚实相更，胃实而肠虚，肠实而胃虚。从西医角度看或许更好理解，胃肠的运动是分段序贯发生的运动，每一段由一系列的活动过程组成（包括运动与分泌），前一段的消化道活动可影响后一段消化道的活动。食物的消化活动，不仅取决于食物现处的消化道的活动，而且取决于上段与下段消化道的消化活动（包括运动与分泌）。上一段消化道的消化活动（实），促进下一段消化道的排空（虚），下一段消化道的消化活动（实），抑制上一段消化道的消化活动（虚），就导致了胃实而肠虚，肠实而胃虚，更虚更实。

3. 更逆更从

脾胃的最后一个特点是升降相因而更逆更从。清阳自下而升，转肺归心（与吸收活动密切相关），升者为逆，自下而上。浊阴自上而降，传化而出（与消化活动密切相关），降者为从，自上而下，所以叫"更逆更从"。升与降相互影响，清阳不升致浊阴不降，浊阴不降又影响清阳上升，所以叫"升降相因"。

二、太阴阳明，阴阳异性，体用不同

1. 阴土阳土，升降纳运有别

五行也是分阴阳的，因此"土"有阴土与阳土的区别。阳明是阳土，太阴是阴土，阴土阳土之升降纳运有别。胃主纳食，脾主运化。脾宜升则健，胃宜降则和。阴土为病，清阳不升；阳土为病，浊阴不降。但是太阴之病也有降极反升者，阳明之病也有升极反降者。

2. 阴土阳土，润燥喜恶不同

阳明阳土，喜润而恶燥，润则受纳通降，燥则关格不入。太阴阴土，喜燥而恶湿，燥则运化升清，湿则腹满自利。润燥喜恶不同主要是因为太阴阳明有表里中见的关系，《素问·六微旨大论》说："阳明之上，燥气治之，中见太阴……太阴之上，湿气治之，中见阳明。"《素问·至真要大论》又指出"少阳太阴从本……阳明厥阴不从标本，从乎中也。"这句话很重要。阳明不从标本，从乎中见，中见太阴。

太阴性湿，阳明性燥，燥湿之间实际上有三种关系。第一是燥湿混杂；第二是燥湿互化；第三是燥湿同形，即燥极似湿，湿极似燥。燥极似湿，这种情况在结、直肠癌患者身上可以看到，临床多见舌红苔腻、纳呆眩晕，用芳香苦燥淡渗之法都不见效。湿极似燥，比如五苓散证，明明是水湿停留，却表现出便秘、小便短少、发热、口渴等症状。

阳明喜润而恶燥，必赖中气太阴湿化，故"阳明燥土，得阴自安"。如果中气不足，就要燥化，成为阳明腑实证。如果中气太过，就可以见湿证，即寒湿证和湿热证。阳明湿热证与寒湿证常表现为便秘、腑气不通，所以治疗时一定要注意阳明的问题。阳明从本会出现阳明腑实证（燥屎），从标会出现阳明经热证（大渴），即大承气汤（芒硝）与白虎汤（知母）的应用问题。

3. 阴土阳土，寒热虚实不同

阳土为病，多实多热，即阳明胃和阳明大肠，多实证、热证。阴土为病，多虚多寒。所以说"实则阳明，阳道实也；虚则太阴，阴道虚也"。主要是因为少火生土，有君相之别。阳土生在君火，君火易动生实热，故胃火宜弱不宜强。《伤寒论》中的泻心汤，治胃火心下痞，泻的就是心中君火。阴土生在相火，相火易衰而生虚寒，故脾阳宜强不宜弱。《伤寒论》讲："阳明之为病，胃家实是也。""太阴之为病，腹满而吐，食不下，自利益甚，时腹自痛。"讲的就是阳道实和阴道虚的表现。所以后天太阴脾虚，每每伤及先天肾阳而传入少阴，可用四逆汤或附子理中丸治疗。

4. 阴土阳土，气血多少不同

《素问·阴阳应象大论》说："阴阳者，血气之男女也。"《素问·血气形志》说："阳明常多气多血……太阴常多气少血。"所以阳明胃与大肠为病，乃多气多血之腑病。阳土之病，日久由气入血，出现固定的疼痛、呕血、便血、血瘀癥瘕、舌紫暗、脉涩。结、直肠癌就和这些有关系。而小肠（太阴脾）就很少发生癥瘕。阴土之病，日久生化乏源，出现唇甲苍白、面色无华、心悸失眠、舌淡、脉细弱，缺铁性贫血与之有关。

5. 太阴阳明，体用相济

"体用相济"是什么意思呢？"用"是指见之于外而容易被大家观察到，"体"是指藏于内而容易被大家忽略。太阴体阴而用阳，阳明体阳而用阴。脾用为阳而主运化升清，胃用为阴而主受纳腐熟，这是因为脾的运化升清需要脾阳温煦推动，胃的受纳腐熟需要胃阴滋润。但是体不足者，其用也乏。化谷以气，既有脾阳之气，又有胃阳之气。现代医学所谓消化道动力，既包括肠动力，又包括胃动力。化谷以汁，既有胃阴之汁，又有脾阴之汁。现代医学所谓之消化腺分泌，既有胃液分泌，又有肠液、胰液的分泌。

同时脾胃也互为体用。胃阳腐熟，实赖脾阳运化；脾阴升清，也赖胃阴滋润。脾阳不足，日久胃阳亦乏，胃阴不足，日久脾阴亦枯，故临床每多补脾阳以通胃阳，滋胃阴以养脾阴，此即医家每重脾阳、胃阴而忽略脾阴、胃阳之由来。

三、太阴阳明，升降之枢，气化之本

阴阳者，升降之枢纽。从贲门以上是上焦，与心肺一起，为太阴肺所主，主受纳，水谷由此入。贲门到幽门是胃，属于中医的阳明胃；幽门到阑门是小肠，属于中医的太阴脾。这两个属于中焦，主腐熟运化，主升清降浊。阑门到魄门是大肠、肛门，属于下焦，为阳明大肠所主，主传导，糟粕由此出。所以太阴脾主升，阳明胃主降，太阴阳明就是一个升降的枢纽。

三焦者，升降之道路。胃降，则上焦的火金下潜；脾升，则下焦的水木蒸腾。中焦运转，则交通上下。所以人身上的升降受中焦的影响很大，胃降脾升，导致上焦心肺下沉，下焦肝肾上升，所以中焦运转则交通上下。

具体说来就两句话，一句是"阴阳者，升降之枢纽"，太阴与阳明一个主升，一个主降；另一句是"三焦者，升降之道路"，脾胃升降，沟通上下，即心肺与肝肾（彩图1）。

四、太阴阳明，内寓胃神

为什么说太阴阳明内寓胃神呢？人体有两个神：心神和胃神。心脏有自主神经，浦肯野氏纤维就是它的自主神经。动物实验表明，如果把心脏拿出来，它自己就可以跳。胃（包括胃、肠）有胃神，胃在消化道也有内在的神经丛。消化道内在的神经丛可以控制自己的运动，如果把肠子剪下来，在体外它也可以蠕动。人体内可以控制自身运动的脏器只有心脏和消化道，所以中医说有心神、胃神。胃神指谷神，可以影响心神，消化道通过脑肠肽来影响大脑，所以说谷神不死，是有道理的。

　　胃神或谷神与消化道的关系，有阴和阳两个方面。阴包括胃阴、脾阴，与消化道的分泌功能有关系；阳包括胃阳、脾阳，与消化道的动力有关系。阴，受消化道的分泌影响；阳，受消化道的动力影响。

　　总结：从中医生理角度上讲，太阴阳明呈现几个特征：一是阴阳虚实，阳道实，阴道虚，阳明胃实肠实，太阴脾虚。二是升降纳运，胃主受纳，脾主运化，脾升胃降，水谷在消化道进行升降纳运。三是气血润燥，太阴之上，湿气治之，中见阳明燥化；阳明之上，燥气治之，中见太阴湿化。所以太阴阳明的特点反映到水液代谢上是燥与湿；反映到气机上是阳明主降，太阴主升，阳明主受纳，太阴主运化；反映到虚实上，阳道实，阴道虚，阳明多实，太阴多虚。

第二章　中医脾胃病病理

第一节　脾胃病病机

升则运化，降则受纳，升降失司则纳运失常，病邪留聚，日久生化乏源，而传五脏六腑，肢节形骸，百病由生。阳明胃主受纳，主通降，太阴脾主运化，主升清，升则运化，降则受纳。升降失司导致纳运失常，因此痰瘀水湿等病理产物留聚在脾胃，但是水谷精微却没有得到很好地吸收，于是气血生化乏源，最后导致脾胃虚弱。脾胃虚弱传五脏六腑，肢节形骸，因此百病由生，这是补土派的理论基础。

一、升降失司

1. 太阴不升，清阳下陷

水谷精微跟随太阴上输于肺，太阴不升则清阳下陷。李东垣提出的中气下陷实际上分为三型：

（1）热中

太阴之上，湿气治之，本湿标阴，标本同气，太阴没有热证。太阴没有热证，哪来的热中？太阴热中是土虚气陷，火乘湿盛，就是李东垣讲的阴火。土虚气陷就是太阴不升，有两个重要的产物影响消化道：一是湿盛，脾胃虚弱，阳气不足则清阳不升，阴气有余则浊阴不降，导致水湿停留，导致湿盛。李东垣的升阳除湿法即源于此；二是火乘，《脾胃论》曰："脾胃气衰，元气不足而心火独盛。心火者，阴火也，起于下焦，其系于心，心不主令，相火代之；相火者，下焦包络之火，元气之贼也。火与元气不两立，一胜则一负，脾胃气虚，则下流于肾，阴火得以乘其土位。"这里的阴火是指心火。中气下陷，导致气虚生大热，这个"热"是阴火。阴火是心火。心火从哪里来？李东垣的《脾胃论》讲到这里不好理解，如何发生心火？如何发生相火？"脾胃气虚，下流于肾"，如何下流于肾呢？下流于肾，阴火怎么乘土位？"见肝之病，知肝传脾"指木来克土，土虚导致肝旺，肝旺生心火，这就是上面说的阴火，心火耗气。《黄帝内经》讲："壮火食气，气食少火；壮火散气，少火生气。"心主火，土主气，壮火食气。心火过旺加重脾胃气虚，而气虚又导致肝旺，肝旺又导致心火旺。土虚导致木旺，木旺生火，火旺耗气，加重土虚。心火来乘，导致火乘，即李东垣升阳散火理论来源。元气虚弱，中气下陷，正气不足，邪气有余，就是湿盛和火乘，这是热中证。升阳可以除湿，升阳可以散火。

（2）寒中

寒中证特点：是土虚火衰水泛。脾虚日久，子盗母气，传入少阴。为什么会子盗母气？少阴是少火，"气食少火"，土虚消耗元气导致火衰水泛。"壮火食气"是指心火过旺，损耗元气；而"气食少火"指脾胃虚弱同样消耗元气。

（3）下行极而上

下行极而上即太阴气虚下陷，陷极反升，这个比较少见。气虚中气下陷见呕吐、呃逆、反胃等症状表现，例如胃下垂患者可见嗳气、上腹胀满、恶心，这就是清气下陷，浊阴不降，下行极而上。这种情况用和胃降逆的药物治疗效果不好，如用补中升提的药物，嗳气、恶心可随之缓解。

2. 阳明不降，浊阴上泛

太阴不升，清气不能上升。阳明不降则浊阴不降，主要导致三组症状：第一痞满，于胃称为痞，于肠称为满；第二引起呕吐、噎嗝、嗳气、反酸；第三便秘。浊阴不降也有上行极而下，反而表现为腹泻。这个腹泻可能是下利完谷，也可能下利清水，热结旁流，表现为大承气汤证。

3. 升降逆乱，清浊相干

太阴不升，阳明不降，则清阳不升，浊阴不降，导致升降逆乱，清浊相干，命曰乱气。《灵枢·五乱》："黄帝曰：何谓相顺？岐伯曰：经脉十二者，以应十二月。十二月者，分为四时。四时者，春秋冬夏，其气各异，营卫相随，阴阳已知，清浊不相干，如是则顺之而治。黄帝曰：何为逆而乱？岐伯曰：清气在阴，浊气在阳，营气顺脉，卫气逆行，清浊相干，乱于胸中，是谓大悗。故气乱于心，则烦心密嘿，俛首静伏；乱于肺，则俛仰喘喝，接手以呼；乱于肠胃，是为霍乱；乱于臂胫，则为四厥；乱于头，则为厥逆，头重眩仆。"说明乱气不光乱于胃肠，还乱于心肺，五脏皆可乱：乱于心出现烦躁，乱于肺出现咳喘，乱于四肢、乱于头我们都有研究。这里初步讲了乱气的病机是清浊相干。那么清浊怎么相干呢？"乱气"病名出自《灵枢·阴阳清浊》："黄帝曰：愿闻人气之清浊。岐伯曰：受谷者浊，受气者清。清者注阴，浊者注阳。浊而清者，上出于咽，清而浊者，则下行。清浊相干，命曰乱气。"这里提出了乱气的病理：即太阴肺脾主气，"受气者清，清者注阴"；阳明胃与大肠主谷，"受谷者浊，浊者注阳"。胃气降则水谷（浊气）由咽入胃，胃泌糟粕下注大肠。脾气升则水谷精微浊而清者（水谷是浊，精微是清）上出于咽，散精于肺。肺气宣则上焦开发（通过血管运行全身），宣开五谷味，熏肤、充身、泽毛，如雾露之溉。肺宣发清气，清气中的浊气下输膀胱，比如我们机体里的尿素氮，这些代谢产物下输膀胱通过小便排出。这就是"清而浊者，则下行"。这是讲人体的代谢过程，我们有个验方"栀豉升降饮"专门治乱气。

所以上焦太阴肺气不宣，中焦太阴脾气不升就导致清阳不升；中焦阳明胃气不降，下焦阳明大肠腑气不通，就导致浊阴不降。升降逆乱就是清浊相干，这是乱气病的基本病机。浊气不降临床表现为：呕吐、口苦、口腻、咽肿、噎嗝、胆汁上泛、二便不利；清气不升临床表现为下利。这是乱气病在消化道的表现。乱于全身表现为：心烦心悸、咳嗽喘呼、四肢厥逆、昏仆、目眩耳聋、失眠健忘、神昏谵语等。

二、纳运失常

脾胃病第二方面的病机，就是纳运失常。胃主受纳指消化，脾主运化指吸收。当然脾的运化中，"运"还是消化，"化"是吸收，脾的吸收主要是在小肠，营养物质主要在小肠吸收。胃主要吸收一定量的酒精，水分主要在大肠吸收。但胃和大肠的主要功能是消化，吸收不是主要功能。脾的主要功能是吸收，但也有消化功能。我们既不能将消化吸收割裂开，也要看到它们的区别。

1. 升降不行

纳运失常导致升降不行。反之，升降不行也导致脾胃纳运失常。降则受纳，胃气下降，人才会进食；脾气上升才能运化升清。脾不升清，胃不降浊，就会导致受纳和运化受影响，而受纳与运化受影响又会导致脾不升清，胃不降浊，它们是相互影响的。

2. 病邪困扰

胃气下降，脾气上升，升降正常则胃主受纳，脾主运化。如果脾气不升，胃气不降，那么胃不能受纳，脾不能运化，水谷停留在消化道，日久就会导致气、血、痰、火、湿、食等病邪困扰脾胃，阻遏升降。我们说胃实而肠虚，肠实而胃虚，更虚更实，更逆更从，无论胃还是肠，只要有食物停留，就会抑制相关上一段或下一段胃肠道的运动。病邪困扰又会阻碍消化道的纳运和升降，形成恶性循环。当然，湿和热是困扰消化道最主要的病邪，因为太阴之上湿气治之，脾喜燥而恶湿，湿性缠绵困扰于脾，水谷不能运化；阳明之上燥气治之，胃喜润而恶燥，热困于胃，则善饥不纳；湿与热合则脾胃两伤，不饥不食。

3. 病邪留聚

胃主受纳，脾主运化，纳运失常就会导致：

第一，饮食积滞。我们的消化道从口到肛，口、咽、食管属上焦，胃、小肠属中焦，大肠属下焦。三焦为谷道，水谷的通道，纳运失常就会导致饮食积滞。表现为嗳腐吞酸、泻下完谷、臭如败卵，有些患者一边吃饭一边打饱嗝，法当消导。食物在胃肠道停留时间过久，水分过度吸收就形成燥屎，大便不通当用攻下法。太湖大学专门有一课"各家学说之攻下"，就是讲下法，值得大家去学习。

第二，痰饮水湿停聚。三焦不光是谷道，还是液道。人体水液代谢的一个重要通路是消化道，人体所摄入的水，无论是饮用的有形之水，还是食物中的无形之水（结合水），都进入胃肠道进行消化吸收。所以胃肠道是水液代谢的第一关。中焦脾主运化水液，上焦肺为水之上源，下焦肾蒸腾气化。人体水分的排出不外乎4条通路：一是通过呼吸，呼出的气体有水，比如对着玻璃呵气，玻璃就会变花，出现水蒸气。二是通过汗孔排出。三是通过大肠。人体的水分在大肠里被彻底吸收，大便每天带出水分 100~200mL，也有可能没有吸收，出现腹泻。四是通过膀胱以小便的方式排出。脾胃内伤日久就会导致痰饮水湿停聚。

第三，气血水火逆乱。三焦不光是谷道、液道，还是气道，表现为4个方面：一是水亏，脾胃阴虚导致水亏。二是火炽，食积可以化火，饮食停留过久，水分过度吸收，形成阳明腑实证；湿郁可以化火，脾虚则湿盛，郁久可以化火；气滞化火，脾胃气滞，气有余便是火；阴虚也可导致火旺。三是气滞，脾胃为人体气机升降的枢纽，胃气下降，脾气上升。胃火下降带着心火、胆火下行；脾气上升带着肾水、肝阳上升。胃气不降导致心火不降，用黄连汤；胃气不降导致胆火不降，用黄芩汤（《外台》黄芩汤）。脾气不升导致肝阳不升，用补中益气汤加麦芽、茵陈这些升肝的药；肾水不升用张景岳的补阴益气煎。四是血瘀，气滞则血瘀，气滞导致血瘀还表现为大便色黑反易之阳明蓄血（"各家学说之攻下"阳明病篇的相关内容里有讲）。气虚则血虚，症见少腹疼痛时腹自痛，用当归建中汤。所以水亏、火炽、气滞、血瘀这4个方面导致气血水火逆乱，说明三焦也是气道。

三、胃神浮越

心有心神，心主神明，人体的神明由心所主，当然五脏六腑皆受其影响。我们的消化系统有一个神叫作谷神，它有自主神经，这是与心脏相似的地方。消化系统有自己的元神能够控制，而其他很多脏器不具备这个特征。脾胃藏神，以运阴阳。阴（脾阴胃阴）阳（脾阳胃阳）调和则水谷纳化。阴阳的运化取决于胃神，这是消化系统的一个独特表现。胃神浮越，导致消化系统的神经官能症，表现为口感异常、梅核气、神经性胃痛、神经性厌食、肠神经官能症、痛泻、奔豚等。这些胃肠神经官能症，多因情志而发作，所以属于精神疾病。

总结：消化道疾病的病机主要就是升降失司，纳运失常，胃神浮越。升降失司是太阴不升、阳明不降和升降逆乱。纳运失常导致三种病理产物就是：谷道——水谷停滞，水道——津液停滞，气道——气血水火逆乱，元气不能正常运行。最后就是胃神浮越，属精神疾病——神经官能症。

第二节 脾胃病五脏互传

太阴阳明论主要讲脾胃病的生理病理特征，我们治疗脾胃病可以从太阴和阳明去治，包括阳明胃与大肠，太阴脾与太阴肺。从太阴阳明论去了解脾胃病的生理病理特征，有一个重要的内容需要告诉大家，就是脾胃病五脏互传，它包含下面的内容。

一、脾胃病五脏互传

脾胃疾病的病机不只来自脾胃，五脏都能影响脾胃。我们讲了脾胃病的核心病机在太阴阳明，但是其他脏腑也能影响到脾胃。

1. 肝与胃

木主疏泄，木来克土，这是影响脾胃病最常见的原因。当治疗脾胃病用健脾和胃等办法不见效的时候，应去疏肝；养胃阴，不见效，养肝阴；理胃气，不见效时，疏肝气。所以我们治疗上腹胀满，治胃没有效，往往从肝去治。"见肝之病，知肝传脾"，慢性胆囊炎、胆结石或慢性肝炎患者，常常伴有消化道症状，表现为上腹胀满，我们用半夏、厚朴等药物不见效，用疏肝理气药物常常可以见效。

2. 心与胃

胃是《伤寒杂病论》讲的"心下"，"心下"就是心的下面，唐宗海说："心下为阳明之部分，乃心火宣布其化之地。"就是说心下是心火作用的地方。阳土所生在君火，阳土即阳明阳土，所以有胃热要泻心火，有胃寒要温心阳。胃有热，可以用泻心汤治疗，黄芩、黄连是标准的泻心汤配伍，寒热错杂证用半夏泻心汤治疗。有胃寒用桂枝温通心阳，桂枝含桂皮醇，是一种挥发油，可以促进胃的蠕动，有促进胃动力的作用，可见心与胃的作用很密切。心与胃是君火与阳土，肾与脾是相火与阴土。患者脾阳虚表现为肚子凉，不能吃西瓜、雪糕、冷饭，大便稀溏，腹部喜温覆，健脾和胃当然要用理中丸，如果不见效，且患者手脚冰凉，应加附子，用附子理中丸，也就是说阴土所生在相火。

3. 肾与脾

我们讲过小肠属脾（彩图2），这个太极图如果和人的腹部对应，小肠的中心包着肚脐，那是肾为先天。外面一个大圆，是小肠属脾为后天，后天与先天裹在一起。太极图右边是升结肠属阴多寒，要温阳；心下这个部位是横结肠，寒热错杂；左边是降结肠属阳多热，要泻火。所以肾与脾，关系也很密切。

4. 肺与食管

肺与食管同属上焦，它们的关系也是非常密切。我们治疗食管的疾病比如胃食管反流病，常常要宣肺，有助于食物下行。从胸部的解剖来看，肺在两边，中间是纵隔，食管从上到下贯膈，食管和肺属于上焦，所以治疗食物上泛我们常常宣肺。《温病条辨》中的上焦宣痹汤，用枇杷叶、射干、香豆豉等，这些药物能够促进食物由食管往胃下行。肺与食管同属上焦，它们相互影响。

以上是我们讲的脾胃病五脏互传。懂得脾胃病五脏互传的道理，如果单从脾胃治疗效果不好，要从其他脏腑去找原因。

二、脾胃内伤，百病由生

脾胃疾病会导致相关脏腑的疾病，具体有以下几种情况。

1. 心与胃

胃络通于心，胃不降则心不通，胃气不降常导致心烦失眠，《伤寒杂病论》里的生姜半夏汤、《黄帝内经》里的半夏秫米汤以及温胆汤，和胃可以宁心，都可以治疗失眠。

2. 肝与脾

"见肝之病，知肝传脾，当先实脾"，治疗慢性肝炎、肝硬化要健脾，可以选用柴胡桂枝干姜汤、逍遥散。

3. 肾与脾

脾胃疾病可以导致肾与脾的病症，可选用四逆汤，四逆汤里有干姜，干姜是太阴药物。

4. 肺与食管

脾胃疾病很多是胃食管反流病，食物反流刺激咽喉、气管，导致咽炎、支气管炎，食物被吸入肺引发咳嗽、哮喘，应该从肺和食管去治。

以上是我们讲的脾胃病五脏互传，脾胃影响五脏，脾胃内伤百病由生，会导致肝、胆、心、肺、肾这些脏腑疾病。五脏疾病也可以影响到脾胃，太阴阳明论从太阴阳明去辨治脾胃疾病，然后要考虑到肝、胆、心、肺、肾等脏腑会影响脾胃。所以，我们认识脾胃病要从太阴阳明论里面拓展出来，做更深入、更广泛的认知。

三、脾胃气机升降和其他脏腑关系

我们以土立极。"土"包括阳明胃与太阴脾。脾气升则水木升腾，胃气降则火金下行。

彩图 1 上面是火，下边是水，左边是木，右边是金。脾气上升导致肾水升腾和肝木上行。水生木，木生火，木上升依赖于脾气上升。胃气下降，导致心火下降、肺金下行。心与肺属上焦要降，肝与肾属下焦要升，心肺下降和肝肾上升，依赖于脾胃的升降运动。

1. 脾气不升

脾气不升导致肾水不升，张景岳的补阴益气煎就是补中益气汤加熟地黄补肾阴，补阴益气煎对于脾肾两虚都可以用。

脾气不升，则肝木不能上行，用李东垣的升阳益胃汤。升阳益胃汤治疗气虚乏力四肢困顿。脾主肌肉，肝为罢极之本，乏力除了和脾有关系，还和肝有密切关系。肝气不升患者也乏力，乏力在肝炎、肝硬化等疾病中是一个显著症状，乏力程度直接与肝功能状况成正比，所以当患者感到明显乏力时，治疗第一是补气，用黄芪、人参、白术、甘草；第二是升肝，用羌活、独活、防风、柴胡，补脾升肝治疗乏力。脾气下陷，清阳不升，会出现湿盛火乘，治疗湿盛用橘皮、半夏、茯苓、泽泻祛湿；治疗火乘用白芍、黄连清火。实际上，升阳益胃汤既补脾又升肝，结合脾虚导致湿盛和火乘，它有利湿的药，有清火的药，所以比补中益气汤使用更为广泛。张景岳去橘皮、半夏、茯苓、泽泻、羌活、独活、防风，保留人参、柴胡，加当归、熟地这些药，就治脾气不升导致肾水不能升腾。所以这个方非常值得大家去学习。脾气不升则水木不升，在补中益气汤的基础上，水不升加熟地、山药、山茱萸等滋阴药；木不升加羌活、独活、防风等升肝药。

2. 胃火不降

人体上焦之火包括心火和胆火，胆火属少阳，我们归在上焦。如果中焦胃气不降，导致心火不降，就用黄连汤，黄连汤用黄连配肉桂，加半夏、干姜、人参，也可以看作是温中焦胃的干姜人参半夏丸，加黄连清心火，再用肉桂引火下行。

胆火不降时，我们用六物黄芩汤（《外台》黄芩汤），与上边配伍基本一致，不外乎心火不降用黄连，胆火不降用黄芩。

麻子仁丸、桂枝加厚朴杏子汤、厚朴麻黄汤，都能通降阳明胃治疗肺气不降。

脾不升则水木不升，胃不降则火金不降。脾胃是人体气机升降枢纽，这是脾胃内伤百病由生的主要原因。

四、上气不足，下气有余

"上气不足"见于《灵枢·口问》，"故邪之所在，皆为不足。故上气不足，脑为之不满，耳为之苦鸣，头为之苦倾，目为之眩。

中气不足，溲便为之变，肠为之苦鸣。下气不足，则乃为痿厥心悗"。"脑为之不满"指髓海不满，"耳为之苦鸣"指耳鸣，"头为之苦倾"指头晕，"目为之眩"指目眩。这就是李东垣讲的"脾胃虚弱，九窍不通"。脾胃虚弱为什么会九窍不通呢？因为清阳出上窍，清阳不能出上窍就会导致脑空、耳鸣、头晕、目眩；浊阴出下窍，浊阴不能出下窍导致大小便不好解，所以九窍不通。

　　"上气不足"除了脾胃虚弱，还有《伤寒杂病论》和《灵枢·大惑论》讲的"下气有余"。"黄帝曰：人之善忘者，何气使然？岐伯曰：上气不足，下气有余，肠胃实而心肺虚。虚则营卫留于下，久之不以时上，故善忘也。"这里说的是阳明蓄血证。《重订伤寒杂病论》403条："阳明证，其人喜忘者，必有蓄血。所以然者，本有久瘀血，故令喜忘。屎虽硬，大便反易，其色必黑者，宜抵当汤下之。"这一条就是讲阳明蓄血表现为善忘。"屎虽硬，大便反易，其色必黑"。屎硬大便黑不好解，那是大承气汤证。而屎不成形大便黑，那是出血导致柏油样便。屎硬大便黑，反而好解，是有瘀血，这种瘀血的表现是喜忘。为什么会导致喜忘呢？因为"下气有余，肠胃实而心肺虚"，气血都留于阳明，导致气血"久之不以时上"，就是大脑的气血不足，从而喜忘。因此《伤寒杂病论》阳明蓄血证的表现是喜忘，"屎虽硬，大便反易，其色必黑"这是阳明蓄血辨证的一个重要指征。病机是《黄帝内经·大惑论》讲的"上气不足，下气有余，肠胃实而心肺虚。虚则营卫留于下，久之不以时上，故善忘也"。说明两个问题：第一，《黄帝内经》和《伤寒杂病论》一脉相承，"《黄帝内经》讲理法，《伤寒杂病论》讲方药，中医的理法和方药没有关系，理论自圆自说，不指导临床，两者各是一门独立的学科"，这种说法是错误的；第二，后世各家包括李东垣，都是沿着《黄帝内经》和《伤寒杂病论》在发挥。"上气不足，下气有余"有虚实两端。《灵枢·口问》讲的是虚证。李东垣有很多的发挥，比如补中益气汤证，出现头晕目眩，喜忘，大便难，可加枳实，这是虚证；《灵枢·大惑论》讲的是实证。《伤寒杂病论》阳明蓄血证明确指出"阳明证，其人喜忘者，必有蓄血"。当然，健忘的原因还有很多，比如痰蒙神明、髓海空虚等。

五、"脾胃虚则九窍不通"论

"脾胃虚则九窍不通"论是李东垣《脾胃论》提出的一个学说，它讲了"脾胃内伤，百病由生"。"百病由生"的一个体现就是"九窍不通"。《脾胃论》：或曰"经言阳不胜其阴，则五脏气争，九窍不通；又脾不及则令人九窍不通，名曰重强；又五脏不和，则九窍不通；又头痛耳鸣，九窍不通利，肠胃之所生也。请析而解之。"《黄帝内经》说："阳不胜其阴，则五脏气争，九窍不通。"找出了"九窍不通"的第一个原因是"阳不胜阴"，阳虚的人五脏气争，九窍不通；第二个原因是"脾不及则令人九窍不通"，脾虚的人就容易九窍不通；第三个原因是"五脏不和，则九窍不通"，其实和"阳不胜其阴，则五脏气争，九窍不通"是一回事。

"又头痛耳鸣，九窍不通利，肠胃之所生也"，这是在说头痛耳鸣、九窍不通是肠胃所生。"请析而解之"——李东垣答曰："夫脾者，阴土也，至阴之气，主静而不动；胃者，阳土也，主动而不息。"这句话在讲我们的太阴阳明论。太阴阳明脾胃属土，脾属太阴阴土，胃属阳明阳土。然后讲了"五脏之气，上通九窍。五脏禀受气于六腑，六腑受气于胃"。"五脏之气，上通九窍"——九窍之气来源于五脏之气，五脏不和，五脏气争则九窍不通，五脏又受气于六腑，六腑受气于胃。"胃既受病，不能滋养，故六腑之气已绝，致阳道不行，阴火上行。"这一条说脾胃气虚阴火上升。"胃者，行清气而上，即地之阳气也，积阳成天，曰清阳出上窍，曰清阳实四肢，曰清阳发腠理者也。""清阳实四肢"——气虚的人手足烦热，这就是气虚生热，气虚也会表现出手足凉。严重气虚的人，随着气虚的加重，会逐步出现手背凉，累及少阴。"清阳发腠理"——脾胃气虚的人总是感冒。

"清阳出上窍，清阳实四肢，清阳发腠理"都出自《黄帝内经》。如果清阳虚了，就四肢酸软，没有力气，不想干活；如果清阳虚了，就频发感冒，出现九窍不利。"胃者，行清气而上，即地之阳气也，积阳成天，曰清阳出上窍"。《阴阳应象大论》说清阳出上窍，是地之阳气上升于天。天上的云是地上的水蒸腾上去的，所以叫"清阳出上窍"。

"脾胃即为阴火所乘，谷气闭塞而下流，即清气不升，九窍为之不利。"九窍失去了清阳的滋养，而且为阴火所乘，表现出了热象，所以头面的疾病很多都有热象。为什么有热呢，这是虚热，是阴火所乘，又表现为九窍不受阳气的滋养，出现九窍不利。所以"脾胃虚则九窍不通"，这是李东垣"脾胃内伤，百病由生"的理论基础之一，而且讲了九窍的疾病和脾胃的关系。这个理论有没有现实意义呢？头痛耳鸣，九窍不通是肠胃所生，可以用黄芪建中汤治疗头疼。《重订伤寒杂病论》491条说"头重不举，多卧少起"，这种人只要不睡午觉就颈椎病发作，表现为血管神经性头痛，坐久飞机就难受，可用黄芪建中汤治疗，也可以用补中益气汤治疗。

第三章　三纲两常辨证法

第一节　三纲两常辨证法诊法

一、三焦两仪辨证法概要

　　人体的气化是以中气脾胃为根，以阴阳（太阴与阳明）为本，以三焦为道。分而言之是三焦，合而言之就是阴阳；分而言之是阴阳，合而言之无非就是中气的变化。

　　我们的辨证以中气为核心，把阴阳辨证与三焦辨证熔为一炉，用阴阳去定性，三焦去定位（即阴阳定病性，三焦定病位），从而阐明人体的气化，用寒热温凉来调其阴阳润燥，以升降浮沉复其三焦气化，这就是所谓的"三焦两仪辨证法"，也叫"三纲两常辨证法"，以三焦为纲，阴阳为常。它可以使阴阳辨证更为具体明晰，使三焦辨证更为完善可法，使气化学说更为切实可用。

二、三焦

　　我们治疗脾胃病，有一套独特的辨证系统，它的特点是以气化为核心，把阴阳辨证和三焦辨证结合起来，它有一个从气化到阴阳到三焦的过程。为什么它要结合阴阳呢？因为阴阳可以定病性，三焦可以定病位。后面大家会理解到我们看病的特点是：以辨病论治为主，以辨证论治为辅。所以我们强调直取其病，随证加减。但这个"辨病"辨的是什么"病"？有人说是中医内科学的"病"，例如"咳嗽""胃痛"。我们没有采用这个系统，也没有采用西医的那个辨病系统。我们辨的是"六经病"——"六经为病脉证并治""辨太阳病脉证并治""辨阳明病脉证并治"等。所以它是在辨病的基础上再去辨证。我们既然用阴阳来定病性，就可以用寒热温凉来调节它的阴阳润燥；既然用三焦来定病位，就可以用升降浮沉来恢复三焦的气化。

1. 阴阳和三焦

阴阳和三焦是怎么融合统一的呢？我们先从大的角度介绍。中医有一个自己的宇宙观，老子讲："道生一，一生二，二生三，三生万物。"他认为中气生万物而化天地，强调中气的作用。在很混沌的时候，中气的运转分化出了阴阳，而阴阳的升降就构成了三焦。我们从"天、地、人"三才的角度，按照《黄帝内经·阴阳应象大论》说"清阳为天，浊阴为地"，天地气交就构成了人。人又是怎么构成的呢？《黄帝内经》认为，心肺居上焦为阳，肝肾居下焦为阴，脾胃居中焦是阴阳气交的部位。胃又分阴阳，胃分上、中、下三脘，三脘各有偏阴偏阳的区别。

2. 从经典看三焦

我们看《黄帝内经》和《难经》是怎么讲三焦的。实际上我们可以说三焦是三条路：第一，三焦为水道，是津液运行的通道，这个比较好理解；第二，三焦为气道，是元气运行的通道，这个《黄帝内经》和《难经》都讲了很多；第三，三焦为谷道，是水谷的通道。《难经》说："三焦者，水谷之道路。"《灵枢·营卫生会》讲："上焦出于胃上口，并咽以上。"胃上口叫贲门。"上焦出于胃上口"就是说在贲门以上一直到咽，到口腔；"下焦者……成糟粕而俱下大肠，而成下焦"食物在小肠里面经过吸收以后通过阑门，形成糟粕，俱下大肠。那下焦就是大肠，大肠是从阑门往下。我们引用《难经》的七冲门理论来看七冲门何在。《难经》说："唇为飞门，齿为户门，会厌为吸门，胃上口为贲门，太仓下口为幽门，大肠小肠会为阑门，下极为魄门。"七冲门就是食物通过消化道的 7 个关口。

3. 三焦的具体划分

大家看彩图 3，"上焦出于胃上口，并咽以上"，就是从贲门以上，口—咽—食管属于上焦；"下焦成糟粕而俱下大肠"，就是从阑门到魄门，是我们讲的阳明大肠，属于下焦；胃和小肠属于中焦。中焦又分了两段，一段是从胃的贲门到幽门，我们认为它是属于阳明胃，而从幽门到阑门，我们把它定在太阴脾，就是小肠。为什么小肠属于中医的脾？西医的"脾"是晚清时期西学东渐，找了一个中医的词，把它翻译成了"脾"，实际上我们中医讨论的"脾"不是指西医的"脾"，更多的功能归属于小肠的范畴。

如果我们把这套系统定出来，大家就清楚了三焦的具体划分见表 1。

表 1　三纲两常辨证诊法表

三纲	上焦	中焦		下焦
	口、咽、食管—天	胃、小肠—胃脾—人		大肠—肝肾—地
两常	太阴肺［阴］	阳明胃［阳］	太阴脾［阴］	阳明大肠［阳］
全身	膈以上	膈下—关元		关元以下
		上脘—下脘	下脘—关元	
肢节	皮毛血脉	肌肉		筋骨
面诊	目胞以上［中庭（即前额）候首面；阙上（眉心直上）候咽喉；阙中（眉心）候肺；阙下（鼻根，又称下极、山根）候心］	目胞—准头［下极之下（即鼻柱，又称年寿）候肝；肝之左右候胆；准头候脾；方上（鼻窦）候胃；面王（即准头）以上（即鼻端两旁上方）亦候脾］		准头以下［颧下候大肠；挟大肠（即颧部下方）候肾；人中候膀胱、胞宫］

	寸	关		尺
脉诊	浮	中		沉
	神	胃		根
舌诊	舌尖	舌中		舌根
		纳、降	运、升	
主症	入	纳、降	运、升	出
	受纳不利	受纳不利，水谷不熟，通降不行	运化不利，清阳不升	传导不行
三脘	上脘	中脘		下脘
	受纳不利	水谷不熟		通降不行

（1）三焦在消化系统的划分

飞门到贲门（口、咽、食管），属上焦太阴肺所主，主受纳，水谷由此入；贲门到阑门（胃和小肠），属中焦阳明胃与太阴脾所主，主腐熟运化与升清降浊，其中贲门到幽门（胃），阳明胃所主，主腐熟通降，幽门到阑门（小肠），太阴脾所主，主运化升清；阑门到魄门（大肠）属下焦阳明大肠所主，主传导，糟粕由此出。

阳明大肠病的阳明腑实证，它的脉是一个沉实脉。我们有一个抓独法，一个人如果不是因为紧张，在情绪很安定的情况下手心潮，主要见于两种情况，一是桂枝证的自汗出，一是阳明腑实证"手足濈然汗出者，此大便已硬也"。摸他的脉，脉浮用桂枝，脉沉实用大黄。我们的抓独法辨证比较简单，这样就把太阴、阳明区分开了。

区分出这套系统，就可以更容易理解《黄帝内经》对太阴和阳明的论述。

（2）胃分三脘

上脘贲门主受纳，中脘胃体主腐熟，下脘幽门主通降，这是我们的三脘辨证法。按照中医全息对应原理，三脘辨证可以不断往下细分。

（3）三焦在全身的划分

膈以上是上焦，膈以下到关元是中焦，关元以下属于下焦。膈肌到关元又分了两段，上脘穴到下脘穴是阳明胃，下脘穴到关元穴是太阴脾。这是三焦在全身的定位。

（4）三焦在肢节的划分

上焦候心肺，肺主皮毛，心主血脉，皮毛血脉归上焦心肺管；中焦候脾胃，主肌肉；下焦候肝肾，肝主筋，肾主骨。

（5）三焦的面诊划分

目胞以上，候上焦。中庭（前额）候面首，阙上（眉心之上）候咽喉，阙中（眉心）候肺，再往下候心。目胞到准头候中焦。下极之下（就是从目胞开始往下，即鼻柱，又名年寿）候肝，鼻柱两侧候胆，准头候脾，上方鼻窦候胃。准头以下，候下焦。按照《黄帝内经》的说法，颧以下候大肠，挟大肠（即颧部下方）候肾，人中候膀胱、胞宫。

（6）三焦的脉诊

寸脉候上焦心、肺，对应口—咽—食管，太阳类证的结胸证，就是寸脉浮；关脉候中焦脾胃；尺脉候下焦大肠，阳明腑实证，表现为沉脉或尺脉沉。寸、关、尺，浮、中、沉，对应着上、中、下三焦。上焦对应脉证的神，中焦对应脉证的胃，下焦对应脉证的根。

（7）三焦的舌诊

舌尖对应上焦，水谷由此入。舌中对应脾胃，舌苔对应胃，而舌质对应脾，水谷精微的运化和升清受脾的影响。如果脾虚不能运化升清，就出现舌淡胖，舌淡是脾不能运化，舌胖是脾不能升清，水湿停留。舌苔对应胃主纳运，所以纳运不利表现厚腻苔。舌根对应下焦阳明大肠，大便由此出，"舌黄未下者，下者黄自去"所以阳明腑实证的舌象特点，是从舌根往舌中逐渐加重的厚腻苔、黄腻苔。人体的升降出入在舌头上全能看出来。

（8）三焦的主症

胃口受纳不利，水谷不能够腐熟，随之胃窦通降不行，食物不能由胃排到肠。所以贲门属上焦，主症为受纳不利，比如噎嗝；胃体候中焦，主症为水谷不熟；胃窦候下焦，主症为通降不行；小肠属脾，主症为运化不利，清阳不升，食物不能消化吸收；阳明大肠主症为传导不行。

三、两常

两常是指阴阳：太阴肺（口、咽、食管）属阴；阳明胃属阳；太阴脾属阴；阳明大肠属阳。

以上就是我们三纲两常辨证法——诊法的核心，把上面的表读懂了，脾胃病的诊法就基本清楚了。

四、太阴阳明基本治疗方法

补脾阳，宜甘温；通胃阳，宜甘辛（辛甘可通阳，腑宜通，通即是补）；滋胃阴，宜甘寒（胃阴易亏，胃火易动，甘养其阴，寒泻其火）；养脾阴，宜甘淡（脾阳易亏，纵有阴伤亦不可妄用寒凉，以太阴本湿标阴，从本无真热，热者气虚生大热，且脾病每多挟湿，总宜少佐淡渗）。故理中、四君，为补脾阳之方；参苓白术，为养脾阴之方；半苓、平胃，为通胃阳之方；养胃、益胃，为滋胃阴之方。

第二节　脾胃病五脏互传脉证

我们治疗内伤杂病以五行立极，五行立极在我们的理、法、方、药都有反映，从诊断（包括脉诊、舌诊）到治疗、用药、选方都可以看到五行立极的思想。脾胃病以土立极，我们就以脾胃病为例讲五行究竟如何立极（彩图4）。

脾胃病五脏互传脉证见于李东垣的《脾胃论》。他说脾胃病"右关所主其脉缓"，就是说我们右手寸、关、尺候肺、脾、肾，右关所主是一个缓脉，为什么会是缓脉呢？《伤寒杂病论》："伤寒，脉浮而缓，手足自温者，系在太阴。"缓脉，是脾的本脉。脾胃内伤就导致气虚，导致脾虚湿盛、水湿停留，表现为倦怠嗜卧，四肢不收，大便溏泻。这种嗜卧见于《金匮要略·太阴虚劳》黄芪建中汤证。"头重不举，多卧少起"就是由于久立人体气机下陷，气不足以上升营养头部，人就想睡觉，睡一会儿就好了，这种嗜睡主要发生于午后。如果是肾虚导致的嗜睡，"少阴之为病，脉微细，但欲寐也"，这种人白天、晚上都想睡，整个人一天精神都不好，而气虚的嗜睡睡一觉就好了，这两种情况不一样。因为是脾胃本证，所以用平胃散、五苓散、桂枝汤等益气除湿淡渗之剂皆可。用淡渗之剂就可以治疗缓脉。

脾胃病本证的脉是缓脉，但也可以兼见其他脉象。

1. 脾胃病兼见弦脉

弦是风邪所伤，风是肝，木克土可以见弦脉。《脾胃论》说"风邪所伤，口苦咽干胁痛腹痛"。"风邪所伤"就是指肝风引起的病，"口苦咽干胁痛"属肝，"腹痛"是肝脏木克脾胃土，用逍遥散、芍药甘草汤、黄芪建中汤之类方剂。大家会问，为什么黄芪建中汤证是木克土？黄芪建中汤重用芍药，也就是重用了芍药甘草汤，所以黄芪建中汤可以用来治疗木克土的虚证，即可以治疗十二指肠溃疡的时腹自痛，这是木克土引起的腹痛，所以黄芪建中汤证的人感冒后，就开柴胡桂枝汤。这种人感冒容易表现出桂枝汤证。脾胃病兼见弦脉，甘酸之剂皆可用之。甘健脾，酸泻肝，芍药甘草汤中芍药味酸，甘草味甘。逍遥散不外乎是用芍药、甘草，加了柴胡疏肝，当归养肝之血，茯苓、白术健脾利湿，就是在芍药甘草汤的基础上，为加强甘草的作用加了白术、茯苓，为加强芍药的作用加了柴胡、当归，肝脾两解。黄芪建中汤也是甘酸之剂，芍药、甘草是酸甘药物，黄芪、当归、桂枝是辛甘药物。

2. 脾胃病兼见洪脉

洪脉就是指大而有力的脉，为热邪所伤，归在心，表现为身热心烦（发烧、心里烦躁），用泻心汤、朱砂安神丸、清暑益气汤或甘寒之剂治疗。甘寒之剂甘药健脾，寒药泻心，所以脾胃病见洪脉可以用诸泻心汤。黄芩、黄连一类苦寒药泻心火，还可以用蒲公英、芦根等甘寒之剂。这种药物药力轻灵不伤脾胃，经常被用来治疗消化系统疾病。

3. 脾胃病兼见涩脉

涩脉是"燥热所伤，清阳不升"，从肺金上去治。涩脉最容易体现在寸脉上，因为气不够，不能升到寸脉，所以摸着寸脉就很涩。严重的涩脉寸、关、尺都是，也有尺脉涩的，那是肾虚。我们看脾胃病，摸到寸脉涩，寸脉候心肺，中焦之气到不了心肺，因为气虚，中气下陷，患者出现胸闷少气、短气、咳嗽、寒热等症，所以要用补中益气汤、参术调中汤和甘温甘润之剂。

4. 脾胃病兼见沉细脉

沉细脉属水，因为"寒邪所伤，清阳不升"，应该治肾，表现为消渴，小便不利。肾虚夹饮也用补中益气汤、养胃丸、理中丸等甘温之剂治疗，如果寒盛加附子。也就是说，脾胃病如果摸到脉很沉，要在补中益气汤、养胃丸、理中丸的基础上加附子。为什么加附子？因为太阴已传少阴。沉脉形成的机理及脉搏的位置取决于体内的肾上腺素。肾上腺素有三个功能，一是增加心率，导致脉搏的次数增加；二是增加心脏的输出量，导致脉大而有力，脉的力量取决于体内的肾上腺素；三是使脉搏变表浅，所以摸到的是浮脉。为什么会脉浮？原因是肾上腺素分泌增加，动脉会变得更加表浅，更靠近于体表，而达到散热的目的，比如夏天很热，人体要通过出汗带走体温，血管靠近体表，更利于带走血液中的热，降低内脏温度。如果血管更靠近体表，脉搏更快，血流更强，会增强散热，所以夏天脉数、脉洪，冬天应该是沉脉。脉沉细说明人体肾上腺素分泌不足，中医认为是阳虚。所以如果脾胃病兼见沉脉，应在补脾的基础上加附子。冬天人体的水分主要是通过小便排出，尿液不容易带走体温，而出汗容易带走体温。

　　总结：缓脉是脾胃病的本脉，治则健脾渗湿。脾胃内伤，以土立极。木克土就是弦脉，出现口苦咽干，胁痛腹痛，用甘酸之剂。甘药健脾，酸药泻肝，典型方剂是芍药甘草汤，芍药加柴胡、当归，甘草加白术、茯苓，就是逍遥散，芍药甘草汤若想加强健脾的作用，应加黄芪，就是黄芪建中汤，这就是木克土；洪脉是心火炽盛，热邪所伤，要清心，以泻心汤之类的药物治疗，也可以用蒲公英、芦根等甘寒药物；涩脉是燥热所伤，寸脉涩尤其见于右手，左手主火，火降血下，右手主气，气升水布，中气下陷，升不到肺，所以要用补气的药如补中益气汤，气不升水不布，常常兼有湿邪，还可以加一些除湿药；最后是沉脉，由于寒邪所伤，脾胃病摸到沉脉，说明肾上腺素分泌不足，要加附子。这就是脾胃病的五脏互传脉证。

第三节　脾胃抓独

现在讲解脾胃病的太阴阳明抓独法。抓独法是提高诊断水平的一个重要手段，太阴阳明的抓独法有以下几个要求。

一、辨寒热

> 无热恶寒发于阴，发热恶寒发于阳。
> 太阳恶寒并发热，少阳寒热来复往。
> 阳明但热不见寒，背寒即合太阴脏。
> 太阴手足自温之，少阴厥阴四逆始。
> 若有少阳阳气闭，疏肝泻火皆可治。

1. 辨寒热第一条

"无热恶寒发于阴，发热恶寒发于阳。太阳恶寒并发热，少阳恶寒来复往。阳明但热不见寒，背寒即合太阴脏。"

"无热恶寒发于阴，发热恶寒发于阳"是《伤寒杂病论》辨寒热总纲。"阳明但热不见寒"表现为：大热、大渴、大汗、脉洪大。即便初起有寒，是体温还没有开始升高，随着体温升高就不见寒，恶寒必自罢，所以阳明但热不见寒。"背寒即合太阴脏"指患者背寒是太阴虚寒，或用人参或用白术。比如背寒如巴掌大，用苓桂术甘汤，温化寒饮。阳明经证如果背心寒可用白虎加人参汤。真武汤加人参去生姜是附子汤。四逆汤加人参都可治疗"其背恶寒"。太阴脾虚的人有一个明显的临床表现就是恶寒，我们应该注意到太阴脾虚的这个特征。"背寒即合太阴脏"一定要记好，夹有水饮的用白术健脾利湿，不夹水饮的用人参补脾即可。

2. 辨寒热第二条

"太阴手足自温之，少阴厥阴四逆始；若有少阳阳气闭，疏肝泻火皆可治。"

"太阴手足自温之"说明太阴病的患者手脚是暖的。如有些患者胃寒，吃西瓜、喝冷水后都会发生腹泻，必须喝热水、戴肚兜，这样的人要用理中丸治疗，如手脚不暖用附子理中丸。疾病由太阴传少阴就用附子理中丸治疗。如果用了附子理中丸不见效，或者兼见脉弦而无力，用丁（丁香）附理中丸，因为疾病传厥阴了。不管是太阴、少阴、厥阴，患者都会表现出胃寒不思饮食、不能吃冷饮、喜热饮、脘腹怕凉这些症状。病在太阴手是暖的，病在少阴、厥阴手是凉的，厥阴脉弦而无力或微细欲绝。太阴病"手足自温之"，但背心发冷，我们在《吴述伤寒杂病论研究》中平脉法讲人参时就定在后背至阳穴上。

判断脾胃病的疾病规律，首先是辨寒热。我们面对疾病先辨阴阳，阴阳反映到临床上首先就是寒热。

二、辨脉

太阳脉浮少阳弦，阳明在经大脉现。
沉而有力是腑实，无力而沉附子见。
太阴浮大缓无力，少阴沉迟并微细。
微细欲绝是厥阴，弦而无力即肝虚。

1. 辨脉第一条

"太阳脉浮少阳弦，阳明在经大脉现。"

"阳明在经大脉现"，就是白虎汤证的大热、大渴、大汗、脉洪大。阳明在经是个大脉，但阳明在腑是个沉脉。天地气交，中焦的气降到下焦去，下焦的气又升到上焦来。心升上来，肠降下去，阳明腑实证变成一个沉脉，但一定是沉而有力，如果沉而无力那是附子证。阳虚证患者肾上腺素水平低。冬天天气冷，人体阳气弱，肾上腺素水平低，脉搏就沉，这是生理情况。病理情况"无力而沉附子见"，这是阳虚不是腑实，沉而有力才是腑实。当然，沉而有力也不一定都是腑实，如果沉而有力，大便又通畅，可能是肿瘤。《金匮要略·五脏风寒积聚脉证并治》曰："诸积大法，脉来细而附骨者。"这个沉脉就是肿瘤。如果脉沉不见便秘，脉沉中还有点躁，这是肿瘤的脉。

2. 辨脉第二条

"太阴浮大缓无力，少阴沉迟并微细。微细欲绝是厥阴，弦而无力即肝虚。"

"太阴浮大缓无力"，是说如果一个脉浮大缓，没有力气，应是太阴病。太阴病的建中汤证，可以脉浮、脉大、脉缓，但是没有力气，它是血管虚性扩张。"少阴沉迟并微细"指少阴脉沉迟并微细，就是脉沉迟，没有力气。太阴是浮大，浮而大；少阴是沉而细。太阴脉浮对少阴脉沉；太阴脉大对少阴脉细；太阴脉无力对少阴脉微，更没有力气；太阴脉缓、少阴脉迟，迟比缓跳得还慢。太阴脉缓而无力和少阴脉迟而微，是程度不同。太阴是浮脉，少阴是沉脉，太阴是大脉，少阴是细脉，浮大和沉细，完全不同。"微细欲绝是厥阴，弦而无力即肝虚"，厥阴更严重，"脉微细欲绝"都要摸不到了，或者说厥阴的脉"弦而无力"。一个无力的脉，浮大缓的是太阴，弦而无力的是厥阴。太阴、少阴、厥阴，它们的相同点是太阴脉缓无力；少阴脉迟而微细；厥阴脉微细欲绝，在少阴脉的基础上递进。不同点是太阴脉浮大，少阴脉又沉又细。

"辨脉抓独"实际上就说了两点。第一个就是：阳明病的脉沉而有力，太阴病的脉浮大、缓、无力。阳明病的脉是沉的，太阴病的脉是浮的。"实则阳明，阳道实也，虚则太阴，阴道虚也"，所以阳明病的脉沉而有力，太阴病的脉没有力气。阳明病的腑实证肠中燥屎压迫脉道，导致脉搏变沉。太阴虚劳因为太阴病，血管虚性扩张，所以表现为浮脉，但是浮缓无力。第二个是："太阴浮大缓无力，阳明在经大脉现"从脉上区别太阴病和阳明病；"太阴浮大缓无力，少阴沉迟并微细"区别太阴病和少阴病；"沉而有力是腑实，无力而沉附子见"区别阳明病和少阴病。

三、太阴阳明本证

大脉即是阳明病，日晡潮热是在经。
大而无力是虚劳，细涩夜热与失精。
手心汗出燥屎成，噫气胸痹是阳明。
劳宫汗出为桂枝，反此阳明腑气实。
手心为桂手背附，表里浮沉虚实知。

1. 阳明病本证

阳明病的本证是"大脉即是阳明病"。"日晡潮热是在经"这是讲阳明在经。"大而无力是虚劳"说的是浮大缓无力的太阴虚劳。"细涩夜热与失精"是讲少阴病。阳明病有个重要的独证："手心汗出燥屎成，噫气胸痹是阳明"，就是"手足漐然汗出者，此大便已硬也"，摸着手心冒汗的，说明是阳明腑实证，有燥屎。阳明病如果手足漐然汗出，已经形成腑实证，这是用大黄的指征。"噫气胸痹是阳明"指人吃饱以后，血液集中到肠道中，心脏缺血心绞痛发作，所以"噫气胸痹"。"大脉即是阳明病""大而无力是虚劳"指阳明病脉大而有力，太阴病脉大而无力，这是区分阳明太阴的方法。"大而无力是虚劳，细涩夜热与失精"这是区分太阴虚劳与少阴虚劳的方法。"手心汗出燥屎成"这是阳明腑实的独证。"噫气胸痹是阳明"是冠心病的特殊类型。

2. 太阴病本证

"劳宫汗出为桂枝，反此阳明腑气实"，劳宫穴——"劳"是虚劳，"宫"是地方，"劳宫"就是反映虚劳的地方。虚劳的人劳宫穴就有改变，比如手足烦热、干燥，手心发热没有汗，那是阴虚，少阴虚劳。手心热，有汗是桂枝证，劳宫汗出是太阴虚劳桂枝证。并不是说劳宫汗出一定是桂枝证，因为"反此阳明腑气实"。阳明腑实证"手足濈然汗出"，也是手心有汗，怎么判断太阴虚劳和阳明腑实？实则阳明，虚则太阴。桂枝证脉浮大缓无力，阳明腑实证脉沉而有力，一个浮一个沉，一个有力一个无力。"手心为桂手背附"，手心汗出是桂枝证，手背冰凉是附子证。"表里浮沉虚实知"就是讲同样是劳宫汗出，脉浮的是桂枝证，脉沉的是大黄证。桂枝证包含太阳中风，属于表证。沉大脉属于腑实证，根据脉的虚实判断太阴是个虚证，阳明是个实证。"手心为桂手背附"，我们遇到一个手心潮热的人开桂枝，同时手背冰凉开附子，那就是桂枝加附子汤。例如来一个卵巢癌患者，如果还是依据手心潮热用桂枝，手背冰凉用附子来处理，就是不对的。患者是卵巢癌，月经不好，应该开温经汤，手背凉可以用附子，还可以用吴茱萸。"少阴厥阴四逆始"，遇到手背凉不要仅想到少阴病，也要考虑厥阴病。

四、鉴别"渴"和"吐"

自利不渴属太阴，渴是少阴不化津。
厥阴消渴兼久利，龙雷火升夜半饮。
腹满而吐是太阴，欲吐不吐少阴经。

吐而冲逆属厥阴，痛烦胸满吐涎清。

太阴病的本证需要鉴别渴和吐。

1. 渴

"自利不渴属太阴"，因为太阴病要用干姜，干姜是抑制腺体分泌的药物，所以它可以治疗腹泻，治疗"口中唾不了了"。有人口水多，总吐口水，就是太阴脾虚，要用干姜，用了干姜后口水就会减少。吃了干姜以后口干舌燥，就是因为干姜能够抑制唾液分泌，所以"自利不渴属太阴"，干姜能够抑制肠液的分泌，促进吸收，所以它就能够治自利。"渴是少阴不化津"，如果出现渴证，就要考虑少阴肾不化津，用真武汤类的处方。"厥阴消渴兼久利，龙雷火升夜半饮"，厥阴病可以见长期严重口干，而且长期的大便稀，或者一吃凉东西就便溏，一受凉就腹泻等。还有典型的表现"龙雷火升夜半饮"，后半夜起来喝水，有的人床旁要放杯水，半夜起来喝，喝了再睡，要不睡不着。后半夜的病，厥阴当令，这就是厥阴病。

太阴病原则上是不渴的，因为太阴的药物要用干姜，只要太阴病涉及用干姜的处方，一定是不口渴的，干姜会抑制腺体的分泌。

2. 吐

"腹满而吐是太阴"，肚子胀、呕吐是典型的消化不良的表现。"欲吐不吐少阴经"即恶心干呕，吐不出来，多见少阴阳虚属少阴病。"吐而冲逆属厥阴"即呕吐的时候伴有气机上逆是厥阴病。胜复、冲逆、错杂，这是厥阴病的特点，伴有气机上逆的，就是厥阴病。疼痛、心烦、胸满、呕吐清涎、头痛都可以反映气机上逆。厥阴呕吐涎清，伴有头痛、心烦，它不是太阴病，是厥阴气机上逆。如果总恶心就是少阴病。当然太阴病也有恶心，不完全见于少阴病。如果一个人恶心干呕，呕不出来，可以从太阴虚寒去治，如果不见效要考虑少阴病。"渴"和"呕"确定太阴病的本证。

五、外鉴太阳

浮为太阳多恶寒，缓风紧寒无力虚。

时热时汗皆桂枝，时腹自痛是里虚。

太阴往外要鉴别太阳。卫出中焦，太阴病要用桂枝，太阳中风也用桂枝。两者有什么区别？"浮为太阳多恶寒"，指太阳病脉浮恶寒。"缓风紧寒无力虚"，脉浮缓是太阳中风，浮紧是太阳伤寒。浮缓是太阳中风桂枝证，浮而无力是太阴虚劳小建中汤证。"时热时汗皆桂枝"这是太阳病，一会儿发烧一会儿出汗，是桂枝汤证，体温调节中枢紊乱。"时腹自痛是里虚"指太阴病小建中汤证。桂枝汤证与小建中汤证两者都用桂枝，都是定时发作，一个是表，一个是里，一个是脉浮缓的太阳中风桂枝汤证，一个是脉浮而无力的太阴小建中汤证，这是鉴别太阳和太阴的方法。

六、内鉴少阴

少阴阳微与阴细，咽痛干呕但欲寐。

附子但向腰中求，人参还是背中虚。

浮缓即是桂枝证，沉迟附子温阳气。

"少阴阳微与阴细，咽痛干呕但欲寐""少阴之为病，脉微细但欲寐也"——"微"为阳微，"细"为阴细。大家注意少阴病有咽疼干呕。"附子但向腰中求，人参还是背中虚"——腰疼用附片如金匮肾气丸，背凉用人参，这是在区别太阴和少阴。"浮缓即是桂枝证"——桂枝证的脉是浮的。"沉迟附子温阳气"——附子证的脉是沉的。脉沉用附子，脉浮用桂枝，这还是在鉴别太阴与少阴。"附子但向腰中求，沉迟附子温阳气"是讲少阴。"人参还是背中虚，浮缓即是桂枝证"是讲太阴。

　　总结：脾胃病辨证首先是辨寒热，"背寒即合太阴脏""太阴手足自温之"确定太阴病独证，是其背恶寒、手足自温。如果手足不温，至少传少阴。第二辨脉，就要把阳明腑实证的脉沉（沉而有力）与附子证的脉沉相区别；太阴病的脉浮、大、缓、无力，要和少阴病的脉（沉迟并微细）相区别；把太阴病和阳明腑实证区别开，阳明腑实证的脉沉而有力；太阴病是浮大缓无力；阳明病是大脉，而少阴病是细脉。另外，鉴别太阴病和阳明病的本证，阳明病脉大，是大而有力，太阴病也脉大，是大而无力。阳明腑实证的独证是手心汗出，太阴病也手心汗出，一实一虚，要去区别，手背凉是在少阴。最后去鉴别"渴"，用干姜说明不渴，如果渴就不能用干姜。"自利不渴属太阴，渴是少阴不化津"就把太阴和少阴区分开了。如果渴还要考虑厥阴，或者不用干姜，或者干姜配伍其他的药物，因为病情已经递进。消化不良，腹满而吐是太阴，要和少阴的恶心和厥阴的冲逆相区别。桂枝既可以用在太阳病，又可以用于太阴病。太阳和太阴的区别是：如果是发热汗出的表证，就是桂枝汤证，如果是腹疼里证定时发作，就是建中汤证。一个是太阳病，一个是太阴病，两者都是定时发作的时辰病。往里去鉴别少阴，少阴的腰疼是附子证，而背痛用人参。浮缓脉是桂枝证，沉迟脉是附子证。

　　以上就是太阴阳明抓独法。

第四节　脾胃有别

　　很多人不能正确地区分胃阳虚和脾阳虚，比如：胃阳虚饮停，水气入胃用茯苓甘草汤，用的是茯苓、桂枝、甘草、生姜；脾阳虚水湿泛滥用苓桂术甘汤，用的是茯苓、桂枝、甘草、白术。温胃用生姜，健脾用白术。脾阳虚和胃阳虚的临床表现有以下不同。

一、呕吐

脾阳虚和胃阳虚都可以有呕吐，但是阳明胃在上腹部，所以胃阳虚容易呕吐。脾是小肠在下腹部，所以脾阳虚少见呕吐。胃阳虚的呕吐，呕出物完谷不化，伴酸腐臭味。胃是化谷的，经过胃的消化，食物就失去了原来的形状，形成了食糜。如果吐出来的东西完谷不化，说明食物还在胃里没有化谷，这是胃阳虚。呕吐物伴酸腐臭味也是胃源型呕吐的一个特点，因为食物在胃里腐熟，所以在胃里储存的食物才伴酸腐臭味。当然呕吐物伴酸腐臭味，多是寒热错杂。如果是单纯的胃阳虚，食物不是特别酸腐。脾阳虚，呕吐的情况很少见。食物经过小肠，已经基本没有形状了，吐出物多为半消化的食物，一般没有明显的酸臭味。

胃的呕吐可以表现为食入即吐，也可以表现为朝食暮吐，暮食朝吐。食物刚刚吃下去就吐，是胃源型呕吐，因为胃的排空需要 0.5～3h，比如水分入胃半小时排空。如果吃的是粥，就不需要胃强烈地腐熟，很快就进入小肠，因此吃稀饭很快就会饿。如果吃肉，胃排空得就慢，肉从胃到小肠要 1.5～3h。所以食入即吐说明食物根本没有到肠，吃下去就吐了。"朝食暮吐，暮食朝吐"，早上吃了晚上吐，晚上吃了早上吐，那是幽门梗阻，食物没有下到肠子，导致了朝食暮吐，暮食朝吐。所以胃源型呕吐的特点要么是食入即吐，要么是"朝食暮吐，暮食朝吐"。

脾源型呕吐的特点是餐后 1～2h 呕吐，食物由胃进入小肠以后出现呕吐。"腹满而吐，食不下"——脾阳虚的呕吐常常伴有下腹的胀痛。胃阳虚因为胃动力减退而呕吐，常常伴有痞，也就是上腹部的胀满，而脾阳虚的呕吐，小肠部位出现腹胀，腹压增高，食物反流到胃，然后引起呕吐，这是脾阳虚呕吐的病因病机。

二、腹泻

脾阳虚最常见腹泻，这种腹泻叫小肠源型腹泻。脾阳虚引起的腹泻，吃进去的食物已经消化，下利清谷，可不伴酸臭。因为胃的位置高，胃阳虚一般不表现为腹泻，但是胃阳虚有时也有腹泻，泻出物多完谷不化伴臭如败卵。例如胃阳虚引起的急性胃肠炎，上吐下泻，排泄物又酸又臭。脾阳虚腹泻多在餐后 1~2h，进食后经过小肠的消化，还没有吸收就水样泻，这是脾阳虚的腹泻。

三、矢气和嗳气

食物会在肠道产酸产气，所以脾阳虚的人多矢气，但矢气不是很臭，除非合并阳明腑实证。脾阳虚合并阳明腑实证，用桂枝加大黄汤，这种情况矢气很臭。胃阳虚的人经常嗳气。脾阳虚的人腹胀在大腹，就是下腹部，而胃阳虚的人是在胃脘，就是痞证。《伤寒杂病论》讲的是虚痞，胃里有停食是实痞。

弄懂了胃阳虚和脾阳虚的区别，我们在临床上处理脾胃病就游刃有余了。

第五节　脾胃病独特诊法

一、腹诊九区法

这里我向大家讲解我们独特的腹诊九区法。腹部九区的划分就是依照西医的解剖学，把肋骨下缘相连，横向画一条线，下面以两侧髂前上棘为两点画一条线，两侧大概沿腹直肌往下画两条垂直线。这样整个腹部就被我们分成了九个区域。腹部九区的第一个区域，在"正心下"是贲门，在胃的上口，食道的下口，"正在心下，按之则痛"是贲门小陷胸汤证。第二个区域，在胃下缘，那是幽门，是胃和小肠的连接处。第三个区域，在两侧髂前上棘的连线与右侧垂直线的交点是阑门。这是我们的阑尾（麦氏点）。第四个区域，小腹往下就是魄门（肛门）。

正中三个区域的上面是上腹，下面是小腹，中间面积大，所以叫大腹。上腹又叫心下，其实就是胃和横结肠的位置。因为横结肠上方是胃的下口，也就是幽门的位置。胃的上口贲门法天，下口幽门法地，疾病表现寒热错杂，半夏泻心汤用的很多。两侧肋骨下缘就是胁下，胁下主要是肝胆，当然也包括解剖学上的"脾"，我们把解剖学上的"脾"归在肝胆的范畴。胰腺的胰头被十二指肠所环抱靠近胃大弯。比如肝硬化的脾大，对应中医的疟母，疟疾形成的脾大也是疟母，治疗用鳖甲煎丸，都归在中医的肝脏范畴。中医讲的"脾"实际上指小肠，大腹就是指小肠，它属脾。脾的中间是脐，脐属肾，从这里可以看出太阴包着少阴，后天包着先天，先天后天裹在一起。中心是先天，外周是后天，外周是太阴，中间一点是少阴。

小腹就是我们讲的膀胱、肛门的位置。对男性来讲前面是膀胱，后边是肛门，女性在这个区域还有阴道和子宫。

从阑尾向上是升结肠，被胃下口压住的是横结肠，从左胁往下是降结肠、乙状结肠、肛门。升结肠的大便是由下往上走，它需要阳气的推动，所以病机表现为阳虚，大便停留在升结肠要温阳。横结肠常表现为痞证，治疗正心下的痞证用附子泻心汤。很多人不了解为什么用附子泻心汤。横结肠就被压在胃的下口，所以大便停留在横结肠用寒热错杂的附子泻心汤治疗，和胃病常见的半夏泻心汤证是一样的。半夏泻心汤证病位在胃，所以用干姜，而横结肠在下面，所以用附子，其实都是属寒热错杂的。到降结肠大便成型，就用小承气汤。大便到乙状结肠水度过分吸收，就用大承气汤。

髂前上棘和腹股沟之间的两小块区域属厥阴经。比如大建中汤证就在这块区域。《伤寒杂病论》里"上冲皮起，出见有头足"，是回肠套到结肠里面引起的肠套叠，它是大建中汤证，属厥阴病。再比如肠子掉到腹股沟，那是疝气，治疗用暖肝煎，那是厥阴有寒。再比如男性输精管道的炎症也是在这个位置，都属于厥阴经。髂前上棘和腹股沟之间的两小块区域，属于厥阴经的范畴，两侧胁下属于少阳经的范畴。少阳厥阴相互影响，比如肝胆疾病久了会传到厥阴经去。疾病初发于胁下是少阳经，发在少腹就是厥阴经。

腹部九个区域右边是阴，左边是阳，中间是寒热错杂。上边上腹是阳明胃，中间是太阴脾，往下就是阳明大肠和太阳膀胱。脾包着脐，脐是少阴肾属先天。懂得了腹部九区法，然后把中医的理论套上去，腹诊就变得非常简单。通过摸腹部，就能做出腹部疾病的诊断。比如说便秘，腹部的肌张力很高，张力性便秘要用厚朴、枳实等药物理气；如果摸到大腹软绵绵的无力型便秘，要用桂枝加芍药汤、五苓散这类处方，用白术等药物来健脾。摸腹部的部位基本上可以确定疾病在哪里，在哪一条经，该用什么药，这是我们太湖大学独特的腹诊九区法，是一个很独特的诊断技术。

二、阴阳诊法

脾胃病腹诊的阴阳诊法来自腹诊九区法，九区法的图是方的，其实我们腹部是圆的，九区法图的中间是肚脐。肚脐是先天，属于肾。脐带就是胎儿与母体的连接，出生以后脐带剪下来，留下的就是肚脐。

我们看彩图2右边是阴，左边是阳，上腹下腹都是半阴半阳的地方。上腹是半阴半阳，主方用半夏泻心汤。被压在胃大弯后下面的横结肠，主方是附子泻心汤。从幽门开始进入十二指肠，主方为建中汤。十二指肠的时腹痛、空腹痛、夜间痛，用药规律是桂枝配芍药。为什么说小腹也是半阴半阳呢？比如太阴便秘，桂枝配大黄有两个处方：一是桃核承气汤，一是芍药汤，芍药汤也是肉桂或桂枝配大黄。小腹部痛用药规律是桂枝配大黄，上边用桂枝，下边用肉桂。大腹部痛属太阴脾就用理中丸，如果不见效，那是肚脐问题了，就要加附子，用附子理中丸。我们按揉腹部，按从右下到右上到左上到左下的方向，促进肠道蠕动，是泻法；按照从左下到左上到右上到右下的方向按摩腹部是补法。

这是利用腹诊九区法去定脾胃病病性的阴阳诊法。上腹、大腹、小腹的病机往往是寒热错杂。大肠的疾病是寒热往来，可用吴门验方调气饮，就是肉桂配大黄。从腹部的右下到右上是厥阴到少阳。腹诊九区法是定病位，腹诊阴阳法是定病性，所以我们的诊断特点是定病位、定病性。将腹诊九区法和阴阳腹诊法结合起来，既定病性又定病位，这是我们特殊的诊疗手段。

三、阳明叩诊法

阳明叩诊法包括摸腹部肌肉张力和叩固定性浊音。摸到肌紧张和叩到固定性浊阴的肠段会出现大便停留或是肿瘤。大便或是肿瘤会导致腹压增大，我们叫作少腹急结，也就是腹肌紧张。怎样叩固定性浊音呢？升结肠出现固定性浊音用大黄附子汤；横结肠出现固定性浊音用附子泻心汤；降结肠出现固定性浊音用小承气汤；在乙状结肠出现固定性浊音用大承气汤。升结肠和横结肠为什么要用温阳的药呢？人是由爬行动物进化来的，最初人体器官是与地面平行的，人类直立行走以后由于重力作用，食物在消化道中从口到肛门直接下行，从而使消化系统功能退化。由于解剖特点，升结肠的大便从升结肠上行，需要阳气的推动，阳气不够，则不能推动升结肠的大便上行。《伤寒杂病论》说"胁下偏痛"，就是指右侧的升结肠有大便停留导致肌紧张，此时可用大黄附子汤。然后横结肠与地面平行，它需要通过肠道的挤压，促进大便在肠道的运动。横结肠被压在胃下口，出现"心下痞"用附子泻心汤。到了降结肠大便成型，降结肠有大便停留可用小承气汤。大便的水分彻底吸收在乙状结肠，大便在乙状结肠停留时间过久，水分被过度吸收，就形成燥屎。而在降结肠还没有形成燥屎，燥屎一定是在乙状结肠形成的。《伤寒杂病论》说"胃中有燥屎五六枚"——胃中有燥屎吗？没有。那张仲景写错了吗？没有。"阳明之为病，胃家实是也"，张仲景说的"胃家"包括胃和大肠。大便中的水分最后是在乙状结肠被完全吸收，所以用大承气汤治疗乙状结肠便秘。通过叩诊就可以开出中药来，就这么简单。

第六节　黄苔和厚腻苔

一、黄苔

我们有一个恶性肿瘤的患者化疗以后做了手术，因为疼痛，给他用了止痛药，用了止痛药以后，抑制了胃肠道的蠕动，还长了口疮，他的舌头由舌根向舌尖有黄腻苔。"舌黄未下者，下之黄自去"，黄苔就是因为大便不通，肠道里的蛋白质腐败产生的小分子物质，其实就是硫化氢类气体，沿着消化道到了舌头，使舌头从舌根到舌尖染色，变成黄苔。要知道只要大便不通，食物在肠道内停留过久，蛋白质腐败，产生小分子物质，就表现为一个黄苔。便秘患者伴有这种黄苔，可以用大承气汤，治疗因为水分过度吸收，排便困难导致的"痞、满、燥、实、坚"。

这个患者的舌苔不但黄还腻，因为夹湿，所以他不是一个单纯的黄燥苔。温病学里有一种治法是轻法频下，治疗湿热病的便秘，这就不是大承气汤类泻下药可以解决的了。这是黄苔夹湿与不夹湿的区别。

黄苔不一定是阳明腑实证，白虎汤证舌苔也黄，白虎汤证的黄苔在舌的中部明显。黄苔的形成是白细胞从血管里跑出来，吞噬细菌以后变成脓细胞所致，是全身炎症反应综合征。白虎汤证的舌苔黄是以舌的中部黄为典型特点的，而阳明腑实证的黄苔，是肠道便秘导致气体由下向上到舌根到舌尖，因为浓度逐渐降低，所以黄色在舌根最为明显。舌根属下焦，舌苔黄可以是承气汤证引起的黄，当然也不见得用承气汤。而这个患者有很明显的夹湿，他的治疗适合轻法频下，夹湿的人用 3g 生大黄，反反复复用，一直把他的便秘彻底搞通为止，保持通畅的大便，口疮也能随之愈合。

二、厚腻苔

我们还有一个化疗的患者，舌苔非常厚腻，厚到把舌下的味蕾都盖住了，当味蕾被角化的上皮完全覆盖之后，就接触不到食物，吃不出食物的味道来了。没有食物味道的刺激，患者就没有食欲。因为食物进入口腔，首先要溶解到唾液中，去刺激味蕾，现在患者的味蕾完全被角化的上皮所覆盖，所以患者没有食欲。

这个患者我们用达原饮加减治疗：草果 6g，厚朴 10g，槟榔 10g，芍药 10g，黄芩 10g，甘草 6g，牵牛子 30g，醋香附 10g，茵陈 10g，醋商陆 9g。

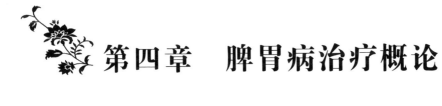

第四章　脾胃病治疗概论

病证症有机结合，形气神一体同调

1. 病证症有机结合

我们治疗疾病的特点，第一个就是病证症有机结合，形气神一体同调。实际上治疗疾病，为了让疾病的治疗针对性更强，采取的是辨病论治的方法，叫作"直取其病，随证加减"。需要先把"病"辨出来，再根据"证"进行加减，这样看病就会简单得多。为什么要病证症有机结合？我跟大家讲一个道理，这个"证"，是中医讲的象，是症状和体征，一系列的症状和体征就构成了一个证候。中医讲的辨证论治、审证求因、取类比象，这些都是"象"的问题，而我们直取其病，抓的是病因、病机和病位，这样就会使我们脱离"象"对我们的影响。当然，我不是说"象"不好，"象"依赖于形象思维和灵感思维，很多时候辨证不是很清楚，而我们直取其病更依赖于逻辑思维能力，所以我们讲病证症有机结合。

2. 形气神一体同调

我们治疗疾病的第二个特点是形气神一体同调。为什么要形气神一体同调？因为你把形气神想明白了，中医好多问题就都能明白了。

举个例子：患者上腹胀满，我们开厚朴生姜半夏甘草人参汤，服完药就不胀了。效果很好，你就觉得中医很好。但是如果患者吃了一周的厚朴生姜半夏甘草人参汤还是胀，怎么办？他有可能不是"气"的问题，可能是"神"的问题。他可能是个抑郁症，腹胀是一个躯体症状。这种腹胀你直接去治他的抑郁症就可以，不需要开消化道动力药，可以用栀子豉汤之类中医治疗抑郁症的处方，所以你一定要把神志病和气化病（功能性疾病）区分开。你把抑郁症当成一个慢性胃炎治关系不大，有可能厚朴生姜半夏甘草人参汤吃了3

个月不见效。如果胃癌，或者皮革胃，整个胃被肿瘤侵犯了，你还在用那些理气药，这个患者最后就会被治死。曾经有一个中医博士，因为便秘找一个"中医大家"治了半年，怎么也调不到正常，最后开腹全是癌，结直肠癌扩散很快就死了。所以我们讲要形气神一体同调，一定要区分这个病是形质病、气化病还是神志病，也就是确定是器质性疾病、功能性疾病，还是精神性疾病。抑郁症引起的腹胀、慢性胃炎的腹胀、胃癌的腹胀，这 3 种病的预后完全不同。所以我对下级大夫要求首先辨病，把病辨出来。例如辨出少阳病，再辨少阳形质病，辨出少阳形质病再去辨它的证。再比如辨太阳病，先辨太阳气化病，再辨太阳气化病膀胱蓄水证，我们是这样辨的。这样做的好处是把中医的辨病和西医的辨病有机地融合起来了。如果采取西医辨病体系，很容易失去中医特色，因为西医的病和中医的病是不完全对应的，可是如果只辨中医的病，我们中医对疾病系统的认识，其实是有瑕疵的。"形气神"就把西医的器质性疾病、功能性疾病和精神性疾病与中医的"六经为病"的病，有机地融合起来了，这样辨证体系就会更好更完善。

为什么我们要直取其病而不去辨证呢？"证"有个问题，它是横断面的，例如糖尿病先是胃火，然后阴虚，然后气阴两虚，然后阴阳两虚。不管你辨它任何一证，它都是疾病在此刻的表现，实际上疾病是连续的，"证"只是疾病的一个横断面。而且这个"证"既受疾病的影响，又受患者的影响，影响它的因素很多。

举个辨证论治的例子：一个胃癌患者化疗以后恶心呕吐，不吃东西，舌苔腻。你可能辨证为夹湿，给他开胃，之后他能吃东西了。然后由于呕吐脱水，辨为阴虚给他养阴，脱水好了，电解质紊乱好了。这个患者白细胞又低了，辨证为血虚，我们给他养血，把白细胞升上来。实际上湿热、阴虚、血虚根本不影响胃癌的治愈。这些"证"根本就是一个化疗的毒副反应，14 天后自己就恢复了。因为所有这些"证"都是一过性的，14 天以后患者自己就可以恢复，所以这个"辨证"值得大家去思考。

我们"辨病"的特点是直取其病，确定病因、病机和病位，然后再随证加减。举个例子，大家就知道我们的思路了。例如口腔溃疡，我们一律用导赤散治疗。我们的验方枇杷养胃饮就包含导赤散，枇杷养胃饮就是不分寒热虚实，只要是放疗引起的口腔溃疡，哪怕是阳虚的口腔溃疡，用药以后都能够快速缓解。实际上这里我们并没有严格用中医的辨证论治。很多人会很反感，阳虚的口疮怎么可能用导赤散呢！我们用导赤散经常加附子、细辛、骨碎补，因为直取其病，看到口疮先把导赤散开出来，阳虚的加温药，有热的清热，阴虚的养阴，可以加四逆散、凉膈散、玉女煎。这样辨证就相当简单而快速，这就是一个直取其病的思想。这就是我们的"辨病"思路，和传统的看病思路可能不一样。

例如一个脑转移瘤患者，患者没来，家属拿来 CT 片。脑转移瘤压迫脑组织造成脑水肿，他恶心呕吐很厉害。我看 CT 片，转移瘤在颞侧，就是少阳经位置，这是一个头面的少阳证，用侯氏黑散，大剂量菊花配黄芩，《金匮要略》侯氏黑散治大风，就是头面的少阳证。我们处方定下来，然后问他怕不怕冷，精神好不好？如果怕冷，穿得多，就用干姜、细辛、桂枝，这就是侯氏黑散，吃几天药他的头痛、脑水肿就缓解了，其实没有用中医更多辨证。我们有一个病位的思想，如果放弃病位的思想，很难理解侯氏黑散。《金匮要略》讲侯氏黑散"心中恶寒不足者"，侯氏黑散治的是阳虚的人，心中恶寒不足怕冷，怎么可能用大剂量的菊花、黄芩。因为它的病位定在少阳，定在少阳以后有热清热，有寒散寒，便秘通便，这就是我们辨病的思想，从这个角度去理解侯氏黑散一下子就清晰了。它就是由小柴胡汤化裁而来，治的是少阳证，在头面就用菊花、黄芩。

"一阴一阳结，谓之喉痹"治疗咽喉病我们有两个处方：一个是麻黄细辛附子汤加黄芩，一个是小柴胡汤加细辛。咽喉的病，往往是少阴和少阳的病，一阴指少阴，一阳指少阳。少阳病脉证提纲"少阳之为病，口苦、咽干、目眩也"。少阴病好几条都在讲咽喉痛，所以一阴一阳结，谓之喉痹。我们治疗用小柴胡汤加细辛，用麻黄细辛附子汤加黄芩。我们用小柴胡汤加细辛治疗喉痹，如果用细辛不够，再加桂枝，也就是合上半夏散及汤。半夏散及汤是治疗少阴心的处方，治疗少阴肾的处方是四逆汤。这两个方的特点就是：少阴心用半夏，少阴肾用干姜；少阴心用桂枝，少阴肾用附子，都有甘草。这两个处方非常规整，《伤寒杂病论》大部分处方都是这样的。三阴是个递进关系，少阴心是君火，所以半夏散及汤用桂枝，君火生的是阳明阳土，所以用半夏。少阴肾是命火，它用的是附子，命火生的是阴土，所以它用的是干姜。桂枝与附子相对，半夏与干姜相对，都有甘草。再比如小陷胸汤——黄连、半夏、瓜蒌，把小陷胸汤的黄连换成薤白，处方变成治胸痹的处方。瓜蒌薤白半夏汤（注：《伤寒杂病论》中的瓜蒌原为栝蒌，以下均改为瓜蒌），把薤白换成黄连，就成了小陷胸汤，用来治贲门疾病。《伤寒杂病论》大部分的处方变化其实都很简单。

　　我们再以食管病为例来说明直取其病的思想。治疗食管病的代表处方是栀子豉汤和栀子干姜汤。大家知道食管病为什么用栀子豉汤和栀子干姜汤吗？其实都是《伤寒杂病论》写的。我们治疗胃食管反流病，偏热的用栀子豉汤，偏寒的用栀子干姜汤。《伤寒杂病论》说"反复颠倒，心中懊恼"，这种反复颠倒既指情绪，又指食物由胃反流到食管，导致心中懊恼也就是烧心。反流性食管炎的酸性反应导致烧心，出现心烦。所以他讲"反复颠倒，心中懊恼"，出现"胸中窒"。反流性食管炎，当食物反流之后，导致食管局部的烧灼和疼痛，出现"胸中窒"，还有"心中结痛"用栀子豉汤。如果患者伴有肠道的腹压增高，就是所谓的"腹满卧起不安者"，加厚朴、枳实。因为胃实而肠虚，肠实而胃虚，腹压高了，食物就会由肠反流到胃，所以治疗胃食管反流病首先要把大便弄通，增强肠道动力，把腹压降低。食管反流患者吃饭以后平卧，重力作用消失，就容易导致反流，所以饭后不要马上睡觉，至少要出去走半小时。《伤寒杂病论》除了对胃食管反流病的症状描述很清楚，还讲了机理是"胃中空虚，客气动膈"。反流多出现在胃排空以后，或者说在空腹的时候。比如夜间反流，这是因为食物经过胃排空以后，胃的压力降低，如果肠道运动功能减退，肠的压力很高就发生反流。食物反流一定是食物经过胃排空以后，"胃中空虚"然后腹压升高，"腹满，卧起不安"，导致食物反流。因为反酸，就出现"心中懊憹"和"反复颠倒"。食物由下部反流到上部"反复颠倒"，如果反流到贲门以上，就出现胸中的压痛感。"病人旧微溏者，不可与服之"，用栀子干姜汤。"旧微溏者"指大便稀，是阳虚的人，要用干姜配栀子。我们以辨病为主根据热化、寒化随证加减，一个是栀子豉汤证，一个是栀子干姜汤证。我们由此衍生出两个处方，用治胃食管反流病，就是宣清降浊汤和开宣通痹汤。宣清降浊汤是治疗热化证，开宣通痹汤是治疗寒化证。这两个处方可治疗良性的胃食管反流病。大家用这两个方治疗胃食管反流病，只要辨清楚寒热，就很有效果，但需要根据情况调整剂量，比如便干的，瓜蒌多用点，并用枳实，便稀的用枳壳。宣清降浊汤来自于上焦宣痹汤合小陷胸汤、栀子豉汤。《伤寒杂病论》写小陷胸汤"正在心下，按之则痛"。"正在心下"刚好是贲门，就是贲门穿过膈肌的位置。剑突下按之痛是胃食管反流病的表现，当然要排除癌症，所以宣清降浊汤就是小陷胸汤，加上栀子豉汤，然后因为病位在上焦，合上《温病条辨》上焦宣痹汤开宣肺气。《伤寒杂病论》有非常严格的病位思想，如果弄清楚《伤寒杂病论》的病位思想，看病就变得简单了。

《伤寒杂病论》很多处方都是辨病位的，"正在心下按之则痛"，就是正心下贲门的位置，开宣通痹汤就是枳实薤白桂枝汤和栀子干姜汤化裁而来，治疗阳明阳土寒化证。瓜蒌薤白半夏汤治疗胸痹，食管也在胸中，治疗胸痹的处方也可以治疗食管炎。瓜蒌薤白半夏汤和小陷胸汤的区别就是一个寒一个热，一个用薤白一个用黄连。如果出现心下的疼痛，寒的用瓜蒌薤白半夏汤，热的用小陷胸汤，还可以用《温病条辨》小陷胸加枳实汤。用枳实是因为胃实而肠虚，肠实而胃虚，减轻腹压。瓜蒌薤白半夏汤也可以加橘枳姜汤，也可以用厚朴。

胃体疾病的治疗常用半夏泻心汤为基础化裁。少火生土有君相之分，阳明胃是由心火宣化，常常用桂枝类处方。胃体是中焦，寒热错杂，所以用半夏干姜温胃，用黄芩清肝，黄连清心。因为木生火，清心火一定要先清肝火，清肝火时根据情况还要用生地清命火。所有的泻心汤都是这样的结构。

幽门疾病的特点就是嗳气酸腐，主方用旋覆代赭汤。幽门的疾病寒化多，茯苓甘草汤治疗"水渍入胃"，病位也是幽门。患者腹胀，胃中有振水声，看 CT 片胃中水潴留就用茯苓甘草汤。有时我们看 CT 片和胃镜就可以开中药。比如十二指肠球炎的典型症状是空腹疼、夜间疼，这是《伤寒杂病论》讲的"时腹自疼"，这是虚痛，患者喜按，喜欢喝暖水，就是小建中汤证。所以胃镜检查是十二指肠球炎就开小建中汤。小建中汤证有个特点就是手心潮，是个桂枝证。《金匮要略》小建中汤证原文有"手足烦热"，脉可以是浮脉、大脉、缓脉。按照中医的方法辨来辨去就是一个小建中汤或当归建中汤，或黄芪建中汤，或归芪建中汤。一个患者说他胃胀，首先要用半夏、厚朴理气直取其病，排开少阳木克土的情况，再一看这是一个虚证，加人参，是厚朴生姜半夏甘草人参汤。患者说一吃药就见效，但是吃了 3 天又不见效了，为什么呢？服药以后患者以虚为主，这是一个小建中汤证。患者做胃镜显示十二指肠球炎加胃炎，实际上我们根据患者的症状已经推出来，他是十二指肠球炎或球部溃疡。很多症状我们可以在做西医检查之前推出来。西医检查可以指导中医，中医也可以指导西医。

小肠分十二指肠、空肠和回肠。空回肠引起的下利（小肠源型下利）用理中汤。如果腹胀呕吐，呕吐物是清稀的，没有酸腐味，实际上是小肠源型呕吐。而临床上大部分呕吐是胃源型呕吐。另外还有大建中汤，"上冲皮起，出见有头足"，实际就是肠套叠。西医说的肠套叠80%见于大肠与小肠交界处，用大建中汤治疗。厥阴经从大肠、小肠交界处经过，大建中汤是治厥阴病的方。所以小建中汤治十二指肠疾病，理中汤治空回肠疾病，大建中汤治大肠、小肠交界处疾病。大家换个角度去思考，中医没有那么复杂，不要把中医搞得很玄，天、地、人、鬼、神，还有天干、地支，这样配起来就很复杂。实际我们中医可复杂，也可简单。我们应往简单方面考虑。

比如，阑尾炎吃药效果不错，实际上可以不手术。急性阑尾炎可用大黄牡丹汤加蒲公英、白花蛇舌草，或者加五味消毒饮。要点是大剂量不拘时服，60~90g蒲公英、60~120g白花蛇舌草，必须加上大黄，保持患者大便通畅。煎汤每小时服一次，喝上一两剂药疼痛缓解，不可停药，坚持服用2周，越到后面，用药剂量越小，这个病就可以治愈。如果喝上一两剂药，疼痛缓解就停药了，会成为慢性阑尾炎。又如中医治疗淋证，服用中药也应坚持2周，如果治疗一两天，尿频、尿急、尿痛缓解就停药，最后会演变成慢性泌尿系感染。西医抗生素治疗泌尿系感染，也是用药2周，还要复查尿常规。所以中医汇通一下西医知识，对中医确实有帮助。治疗慢性阑尾炎用薏苡附子败酱散，必须用大黄，保持大便微溏状态，要用下法。没有便秘怎么用下法呢？《伤寒杂病论·太阳病篇》认为，太阳病误治后，先用四逆汤，之后用调胃承气汤，让大便保持微溏。

我们治疗感染性疾病的特点是：大便必须保持微溏，控制感染就非常容易。这是中医控制感染的一个窍门。

结肠用药法：病位在升结肠用大黄附子汤，病位在结肠肝曲用大柴胡汤。病位在结肠肝曲为什么用大柴胡汤呢？它紧挨着肝脏，受肝脏影响，所以用大柴胡汤。病位在横结肠用附子泻心汤，病位在降结肠用小承气汤，病位在乙状结肠用大承气汤。我们有一个阳明病的叩诊法，让患者躺在检查床上，我们围着腹部外围这一圈叩诊。叩出固定性浊音，不是肿瘤就是大便，叩出移动性浊音是水，这是阳明病叩诊法（在结肠的哪个部位叩出固定性浊音，就用哪个相应处方）。少腹急结就是肌紧张，实际上大便停留的地方肌肉是紧张的，不叩诊不容易摸出来，肿瘤也是，摸着有肌紧张的地方再去摸下面有没有肿瘤。慢性胆囊炎引起的上腹胀满是弦脉，因为木来克土，这个要从少阳去治，要用四逆散，半夏泻心汤效果不好。

第五章　脾胃病用药法

现在我们探讨脾胃病的用药，脾胃病用药有一些基本的原则。中药讲性味，所谓性味就是四气五味，四气就是寒、热、温、凉，"五味"就是辛、甘、酸、苦、咸，淡也属于"味"。所以我们用药，要注意性味，要么用它的性，要么用它的味。怎么区别呢？"补泻在味，随时换气"，"随时换气"指春夏秋冬，人的阳气不一样，因为内外感召，我们用药的寒热温凉，要随四时而有区别。"补泻在味"指五味，分别具有补和泻的作用。辛、甘、淡、酸、苦、咸能够调节我们的升降出入，升降浮沉。

第一节　四气五味用药法

一、五味用药法

我们的形气神离不开气化，气化的表现就是气机的升降出入与气机的升降浮沉，所以需要用五味恢复人体的气化。

轻清成象，比如说藿香、防风等味薄者，是上升之药，入上焦而法天；重浊成形，大黄、代赭石等味厚之药，入下焦而法地。我们可以选用一些味薄的药，比如说藿香、佩兰、薄荷、防风走上焦，能够促进清阳上升，治疗食管和胃的疾病。

味厚的药走下焦，能够促进浊阴下降。清阳上升，浊阴下降，这样脾胃功能就正常。清阳上升，升已而降，藿香、薄荷往上升，升上去又降下来。浊阴下降，降已而升，枳实、大黄把大便排出去，浊阴下降，人体一身轻松，元气才能上升。清阳上升，有助于浊阴下降；浊阴下行，有助于清阳上升。所以味薄成象，用味薄的药，往上走。重浊成形，用味厚的药往下走。

消化系统从口到肛，就像一根管子，管子的工作就是消化和吸收。消化就是食物分解之后把残渣往下排出去，吸收就是营养物质、精微物质跟着消化道往上走，走到心，然后到肺，输布全身。所以消化吸收就是中医讲的清阳上升，浊阴下降。这根管子，就有个升和降的问题。

"风升生，热浮长"指用辛甘发散之剂，补中升阳而治下陷不足。"风升生"指用风药往上升，"热浮长"指用热药往上走。大家知道水蒸气是上走的。"风升生，热浮长"就是指要用辛甘发散的药物治疗中气下陷。

"苦降收，咸沉藏"指用咸苦寒淡之剂，泻火除湿而治浊阴上泛。当浊阴上泛时要用咸苦寒淡之剂，泻火除湿，促进浊阴下降。比如用大黄、黄连、盐黄柏、芒硝、茯苓、猪苓、泽泻等。

所以脾胃病的用药是通过五味来调节人体的升降出入。

二、四气（四时）用药法

脾胃病的用药除了五味还有四气。四气指药物的寒、热、温、凉，与四时有关系。四时就是春温、夏热、秋凉、冬寒，所以说"随时换气"。脾胃病四时加减用药法就是告诉我们，季节不同，用药有些区别。当然四气和五味之间是协调的。五味调节升降浮沉也受四气的影响，春升、夏浮、秋降、冬收。

春升——"春宜升发"，春天多用柴胡、升麻、葛根、黄芪等药物，采春升之气。

夏浮——"夏宜浮长"，脾胃病夏天多用防风、羌活、神曲、苍术，但阳虚严重者用附子、干姜。在夏天阳气最盛的时候温阳，平时就多用点防风、羌活。

秋降——"秋宜降收"，秋天多用五味子、沙参、麦门冬。因为秋天空气干燥，人体水分脱失，导致消化腺体分泌消化液减少。五味子味酸，可以刺激消化道腺体分泌，这样可以改善我们的食欲。

冬藏——"冬宜固藏"，要用党参、山药、芡实、莲子这些补脾补肾。冬天人体皮质激素分泌低，同化激素水平低，而这些激素可以影响我们的食欲。皮质激素、孕激素、雄激素能够促进我们的食欲。冬天天气冷，这些激素分泌的水平都比较低，脾肾两虚的人就会有一些不舒服，需要用一些补脾补肾的药来治疗。

四时通四气，春夏秋冬用药有寒热温凉的区别：春天用药，要用些温的；夏天气候热，容易上火要用一些黄连等。"补泻在味，随时换气"告诉我们：春天温，可以清一下少阳。春天本身肝气上升，气机不升的，要用柴胡帮助升发；夏天阳气外浮，如果患者中气下陷，用防风帮助升清；秋天天气干燥、肃降，用点五味子促进消化腺的分泌；"冬宜固藏"，冬天用点补脾肾的药。这是四时用药特色。

第二节　健养脾胃，调以甘药

下面我们讲健脾养胃，调以甘药。健脾胃，甘药是最好的。脾胃病用药法——补泻在味，随时换气，那么健脾养胃最关键是调以甘药。

一、发展过程

健脾养胃，调以甘药的发展过程（表2），首先是张仲景确立甘温建中的治法，《伤寒杂病论》有两个方：小建中汤和理中丸。

表2　健脾养胃，调以甘药过程

张仲景	甘温建中
李东垣	辛甘升阳
周慎斋	甘淡实脾
叶天士	甘寒养胃
元气虚弱，升发之机，甘温补中须佐辛甘升阳	
阴血亏损，邪火炽盛，酸甘敛阴可佐甘寒泻火	

　　金元时期的李东垣确立了辛甘升阳的思想，代表方剂如补中益气汤、升阳除湿汤。李东垣升阳除湿的思想其实来自张仲景。他用黄芪、甘草就是从黄芪建中汤中脱化出来的。他用防风辛甘升阳，是来自防己地黄汤。防己地黄汤"治病如狂状，妄行，独语不休"，其中大剂量的地黄镇静安神。大剂量地黄会抑制脾胃消化道的运动，张仲景用防风、桂枝辛甘升阳，就不会出现腹胀。所以说，无论是黄芪配甘草补中益气，还是桂枝配防风辛甘升阳，都是从张仲景脱化而来，一个是黄芪建中汤，一个是防己地黄汤，如此而已。

　　明代的周慎斋，他主张甘淡实脾。甘淡实脾的代表方是参苓白术散。

　　到了清代的叶天士，就强调甘寒养胃。甘寒养胃脱化于张仲景的麦门冬汤，当然叶天士把麦门冬汤化裁了。

　　以上就是我们所说的"健养脾胃，调以甘药"，不同的情况用不同的药。总的原则：元气虚弱的人，要调它升发之机，首先要用甘温建中，补他的元气，然后再佐以辛甘升阳；阴血亏损的人，邪火炽盛，治以酸甘敛阴，佐以甘寒泻火，就是甘寒佐以酸甘。为什么要佐以酸甘呢？胃阴虚的人胃酸和唾液分泌减少，出现口干舌红少苔，酸药可以刺激人体胃酸和唾液分泌，缓解口干，进而缓解阴虚。夏天口渴喝一杯酸梅汤，就能够促进我们消化液的分泌，来治阴虚。当然不光用乌梅，芍药也可以。

二、健脾养胃，调以甘药治法

健脾养胃，调以甘药，总的原则是把甘药引入脾胃。总的来讲就五法——甘温、甘寒、甘淡、甘辛、甘酸。用甘温来补阳气，加辛药升阳，加苦药降火，如果有湿用苦温，有热用苦寒，大体上就是这些原则（表3）。

表3　健脾养胃，调以甘药治疗

治法		病机	方药
甘温		脾胃阳气亏耗	理中汤类
臣甘辛		元气无生发之机	补中益气汤
佐苦温		除湿	调中益气汤
佐苦寒		泻火	清暑益气汤、补中封髓汤
甘寒		胃阴不足	沙参麦冬汤
臣甘酸		化阴	连梅汤、滋阴养胃汤
甘淡		脾阴不足	参苓白术散
复法	甘辛复甘温	阴阳两虚	小建中汤类
	苦温复苦寒	寒热错杂	半夏泻心汤类
	甘辛酸苦寒温复法	寒热虚实错杂	乌梅丸

如表3所示，健脾养胃，调以甘药的几个治法如下：

第一甘温，甘温建中是脾胃虚弱的基本治法。脾胃阳气亏虚，就用甘温，比如理中汤甘草配干姜，干姜温、甘草甘。如果伴有中气下陷，用补中益气汤，佐以甘辛，辛甘发散为阳，还可以加防风，补中益气汤加防风能够增强疗效。如果有湿的，佐以苦温除湿。有热的，用苦寒去泻火。所以甘温治的是脾胃阳虚，中气下陷，佐以辛药。湿热内生，佐以苦寒或者苦温。

第二甘寒，胃阴虚的人就用甘寒。例如沙参麦冬汤养胃阴，当然臣以甘酸，因为酸甘化阴，可以加乌梅、芍药，然后佐以苦寒。阴虚可能生内热，加黄连就是连梅汤。阴虚甘寒养阴，佐以酸药，酸甘化阴，阴虚生内热再加苦寒泻火。

第三是甘淡，甘淡治疗脾阴（气）不足，如参苓白术散。

当然因为病机复杂还有复法，比如说甘辛复甘酸，治阴阳两虚。例如小建中汤证本质是阳虚，所以用甘辛，但是此证又经常出现口舌干燥等阴虚表现，所以又加了甘酸。还有苦温复苦寒。不光是甘辛，把苦温和苦寒加在一起，那是寒热错杂，比如半夏泻心汤，就是苦温和苦寒的复方。小建中汤甘辛复甘酸，治阴阳两虚证，是个虚证。半夏泻心汤，苦温复苦寒，寒热错杂，是个实证。还有辛、甘、酸、苦、寒五味俱全，寒、热、虚、实错杂的乌梅丸证。健脾养胃，调以甘药，大的原则不外乎就是这些方法。

第三节　脾胃病常用药物

一、干姜

干姜这个药有重要的应用指征。我们在抓独法讲了"自利不渴属太阴"，干姜一个重要的特征表现为抑制腺体分泌，主要表现为三个方面：

第一，干姜可以使肠道的肠液分泌减少，液体吸收增加，所以干姜能够治疗自利。在使用干姜之前一定要问大便是不是成形、是不是稀、有没有腹泻。大便不成形、大便稀、腹泻，这是递进的。有便溏就可以使用干姜，兼有热加栀子就是栀子干姜汤。《伤寒杂病论》云："凡用栀子汤，病人旧微溏者，不可与服之。"病人旧微溏不能用栀子豉汤，但是因为有热还要用栀子，怎么办？——加干姜，就是栀子干姜汤。所以干姜的第一个独证就是自利便溏。当然便溏是干姜的独证，不能遇到便溏就用干姜，比如说瓜蒌的独证是肛门热，大便稀，黏腻难解，就不是干姜的适应证。我们说大便稀溏，是偏寒的。

第二，干姜还有个禁忌证："渴"。患者口渴我们不用干姜。如果用干姜要加其他药，比如说乌梅丸证有口渴，用乌梅配伍干姜。干姜抑制唾液腺的分泌，吃了干姜口干舌燥，口渴不单用干姜。所以理中丸治腹泻。"大便瘥后，喜唾，久不了了"——不停吐口水，是因为脾阳虚，是干姜证。这是干姜第二个独证"不渴"。

第三，干姜还有一个独证是鼻涕多，如过敏性鼻炎打喷嚏、像水一样流鼻涕。过敏反应可以用麻黄细辛附子汤、麻黄附子甘草汤等。鼻涕像水一样流用干姜，如甘草干姜汤。温太阴包括温太阴肺和太阴脾。温太阴肺就治疗鼻涕多，还治疗痰多清稀，例如食道癌呕吐大量黏液，就像痰一样，我们也用干姜。小青龙汤去麻黄加附子，为什么要去麻黄？因为麻黄抑制胃肠道蠕动，促进食物反流，所以去麻黄加附子。治疗痰液清稀、鼻涕多、口水多，或者大便稀溏，都是用干姜抑制腺体分泌的特性。抑制腺体分泌，干姜是最有代表性的。实际上除了干姜还有另外两个药值得我们去关注：一个是半夏，半夏也能够抑制腺体分泌，能燥湿化痰，所以小柴胡汤"若渴，去半夏加天花粉"；一个是吴茱萸，吴茱萸也能抑制腺体分泌，它可以治疗腹泻，比如四神丸，吴茱萸还可以治疗口吐清涎，"吐而冲逆属厥阴，痛烦胸满吐涎清"。因为吴茱萸抑制腺体分泌，所以治疗厥阴消渴的乌梅丸用的是川椒不是吴茱萸。虽然吴茱萸能够治腹泻，但腹泻明显伴有口干、半夜口渴用乌梅丸，不用四神丸。如果既腹泻又口吐清水，就用四神丸，而不用乌梅丸。同样是抑制腺体分泌，吴茱萸在厥阴经，干姜在太阴经。

除此之外干姜也能盖火。甘草干姜汤用大剂量甘草，配上干姜，反而能够退热。这是干姜第二个使用特征。

二、桂枝

1. 桂枝治证

（1）中风

桂枝温卫、芍药和营，两药合用治疗太阳中风表虚证，代表处方是桂枝汤。至于桂枝汤为何同用于太阳与太阴，《吴述伤寒杂病论研究》"六经在经"中已经详细讲解了。

（2）虚劳

《金匮要略·血痹虚劳病篇》主要讲了桂枝证和附子证。桂枝走心，附子走肾；桂枝通任，附子温督；桂枝可平冲。用附子如肾气丸，文中讲到了沉迟脉，又说"虚劳腰痛，少腹拘急，小便不利者，八味肾气丸主之"。我个人体会肾气丸证的脉多是沉迟脉，但即便是沉迟脉，有人吃了仍然上火。原因是肾气丸中三泻的力量不够，因此可再加牛膝、车前子，就成了济生肾气丸，其中牛膝既补肾又引血、引热下行，车前子既补肝肾又利湿热。

（3）任脉相关病证

桂枝归任脉，有提高心率的作用。《黄帝内经》云："任脉为病，男子内结七疝，女子带下瘕聚。"故蓄血证多用桂枝。桂枝的作用在心，入任脉，任脉自上而下交于督脉；附子的作用在肾，入督脉，督脉自下而上交任脉，一个在上、一个在下，一个走任、一个走督。桂枝走任脉，常配芍药、大枣；附子走督脉，常配麻黄（如麻黄细辛附子汤）、鹿茸（《温病条辨·下焦篇》鹿附汤）。附子走肾，腰疼为其独证，故"虚劳腰痛，少腹拘急，小便不利者，八味肾气丸主之"。肾气丸证可能服药前不腰疼，服药后可能会出现腰疼，因为药物作用于某经，服药后该经特定的几个穴位，可能会出现不舒服的症状。

任脉总任诸阴，身体前正中线，或与正中对称的疾病，多从任脉治疗，且多受激素的影响。心脏在任脉上，主血脉，所以桂枝汤可以温心阳。女性雌激素分泌减少后心脏病的发生率增加，补充雌激素可以降低心脏病发生的概率。奔豚气上冲胸多见于更年期，也可以用桂枝类方；如果病在少阳伴有往来寒热的是奔豚汤证。

桂枝可平冲也与任脉有关系。因为冲任两脉的关系密切，冲脉的很多病都与任脉的激素水平低有关系。比如更年期综合征有潮热，心烦汗出。冲脉隶于阳明经，所以代赭石也平冲。厥阴肝寒上冲的吴茱萸汤证，风火上冲的天麻钩藤饮证，都与冲脉有关系。

（4）水饮

桂枝能温阳化饮，治疗太阳蓄水的代表处方是五苓散，兼少阳病可用茵陈五苓散，水饮上冲的可用苓桂术甘汤。水饮为什么会上冲？因为心阳虚。乌梅丸证的气上冲胸也是这个原因。但是因为在厥阴经，所以治下面的病有川椒之属，治上面的病有桂枝。五苓散证有一个特点是咳而遗尿，就是《黄帝内经》讲的膀胱咳。如见到咳而遗尿直接就可以用五苓散。如果兼有气虚，加人参或党参，就是春泽汤。如果患者不说咳而遗尿，也可抓独：舌淡津润而尺长，就是五苓散证。

（5）瘀血

有的蓄血证可用桂枝剂，如桂枝茯苓丸、桃核承气汤。但瘀血入络者为干血，即叶天士讲的久病入络，就不用桂枝，而要用虫类药，如下瘀血汤、大黄䗪虫丸等。

2. 桂枝药理

桂枝的主要有效成分是挥发油，占桂枝重量的 0.7% 左右，不到 1%。桂枝挥发油有一个特点，它由呼吸道排出，对呼吸道炎症有明显的抗炎、祛痰、止咳作用，所以在麻黄汤里桂枝既增强麻黄的发汗作用，又增强杏仁的化痰止咳平喘作用。现代医学研究认为桂枝还有以下作用，可与中医学中的桂枝作用进行对比：

（1）扩血管作用

治疗血管收缩，脉细欲绝，代表方剂如当归四逆汤。

（2）强心，增强心率

如桂枝甘草汤可治疗心悸。病窦综合征可用 30g 桂枝或肉桂。阳虚无水湿的患者，有的用了大剂量的麻黄会心悸，而用桂枝则不会心悸。

（3）通经作用

能够促进排卵，促进女性月经提前，调整月经后期，治疗不孕，如温经汤含有桂枝可治疗不孕。

（4）活血作用

改善高凝状态，太阳蓄血证用桂枝，如桂枝茯苓丸、桃核承气汤。

（5）利水作用

利水作用与其强心和扩张血管有关，通过扩血管引起肾小球血管扩张而利小便，代表处方如苓桂术甘汤。

（6）发汗作用

桂枝的发汗作用是间接的，是通过扩张血管来帮助发汗药物发汗，如麻黄汤中，桂枝扩张血管帮助麻黄发汗。

3. 桂枝脉象

《金匮要略·血痹虚劳病篇》中论及了 12 个桂枝脉象。

（1）芤脉、微脉

芤脉是浮取中空，与浮大脉相似。芤脉是中医所谓的血虚，可以用当归、川芎，如四物汤；也可以用桂枝汤来治疗，因为桂枝汤中有芍药、大枣，方中大枣的量宜加大。微脉是脉没有力气。《金匮要略》中见微脉要加黄芪、人参，如黄芪桂枝五物汤治疗"血痹，阴阳俱微，寸口关上微，尺中小紧，外证身体不仁，如风痹状"；又如《千金要方》云："六脉具不足，黄芪建中汤主之。"又加人参二两。所以脉微、脉力不够的，加人参或黄芪；脉芤、血容量不足的，加当归、川芎、芍药、大枣之类的补血药。

（2）浮脉、大脉

浮脉和大脉也可以用桂枝。"男子脉大为劳，极虚亦为劳""脉浮者里虚也"，浮大的脉可用桂枝汤或桂枝加龙骨牡蛎汤一类的处方。为什么呢？因为浮大脉是脉管扩张，要用芍药收敛，山茱萸也可收敛，如借鉴张锡纯的办法，可用山茱萸 30g~60g。

（3）沉脉、迟脉

与浮大脉相对的脉是沉迟脉，沉迟脉也是虚劳脉的一个代表。沉迟脉就是脉位下沉、脉率延后，这类脉可以用金匮肾气丸，附子、肉桂是主药，但要在补肾填精的基础上使用。

（4）细脉、涩脉

"男子脉浮弱而涩，为无子，精气清冷"，此伤及肾精，所以此类脉的主要药物是熟地、山药等补肾填精药。至于厥阴病的脉细欲绝，需用当归四逆汤。

（5）结脉、代脉

脉来缓而时一停，治疗的代表方剂是炙甘草汤，又名复脉汤。

（6）弦脉、紧脉

弦脉通常认为是肝脉，紧脉一般认为是寒，但在《金匮要略·血痹虚劳病篇》中可以见到弦紧脉。弦紧脉是血管收缩、张力增加，故可用桂枝扩血管。《金匮要略·血痹虚劳病篇》云："脉得诸芤动微紧，男子失精，女子梦交，桂枝加龙骨牡蛎汤主之。""脉弦而大，弦则为减，大则为芤；减则为寒，芤则为虚，虚寒相搏，此名为革。妇人则半产漏下，男子则亡血失精。"此处的弦紧脉是弦大无力，或微紧无力的脉。

治疗虚劳病时，有两对脉是需要特别注意的：浮大脉和沉迟脉。

这两对脉的治疗思路是非常不同的，一个是以桂枝汤类方为主，一个是以金匮肾气丸类方为主；浮大脉常常兼有芤脉和微脉，分别是血不足和气不足；沉迟脉往往兼有细涩脉，这是因为阴阳互化，阴中求阳，阳中求阴。所以，芤脉是血管容量不足故中空，用当归、川芎、芍药、大枣之类的补血药；微脉是脉力不够，可用黄芪、人参补气；浮大脉用芍药、山茱萸收敛；沉迟脉用附子、肉桂温阳；细涩脉为精血不足，以熟地、山药填精补肾；结代脉用炙甘草汤；弦紧脉用桂枝扩血管通经。

4. 太阴病外证和内证

我们结合太阴病篇给大家讲一下桂枝。太阴病有外证和内证，内证是"腹满而吐，食不下，自利益甚，时腹自痛"，就是消化道症状。外证是躯体症状，比如骨骼肌的疾病，"发汗后，身疼痛，脉沉迟者，桂枝加芍药生姜各一两人参三两新加汤主之。"感冒后肌肉酸痛的人都是脾虚的人。脾主肌肉，脾虚的人如果用了发汗药物会导致一身疼痛。风湿性疾病，皮、肉、筋、骨、脉病位不同，症状表现就不同。如果表现为肌肉疼痛的疾病，我们用桂枝、白术，从桂枝汤这类处方去考虑。

如果是肌肉萎缩（热极），我们用越婢加术汤治疗，这是运动神经元疾病。为什么治疗肌肉萎缩要用越婢加术汤？越婢汤中的姜、枣健脾胃，石膏能够抑制炎症反应，甘草有皮质激素的作用，小剂量的皮质激素有健脾的作用，能够刺激食欲，同时甘草是一个激素，能够抑制自身免疫的炎性应答。麻黄在这里不光是个麻黄碱，还是个免疫抑制剂，更重要的麻黄碱是一个神经兴奋剂，因为治疗运动神经疾病要用麻黄碱来刺激神经系统。针灸就是刺激神经系统。续命汤中有麻黄，所以续命汤能够治中风。中风后期的恢复需要刺激神经，可以用续命汤治疗。肌肉萎缩是肌肉的疾病，所以加白术。为什么没有用桂枝呢？如果用桂枝配上麻黄会发汗。

5. 桂枝在太阴外证中的应用

（1）增强膀胱括约肌肌力，五苓散用桂枝配白术，有水饮加茯苓、猪苓、泽泻。

（2）治疗子宫肌瘤用桂枝茯苓丸。

（3）增强心肌的收缩力，用桂枝甘草汤。

（4）增强血管平滑肌的收缩力，西医用来治疗低血压。

（5）桂枝还可以增强肠道肌力。

桂枝含桂皮醇，具有挥发性，是胃肠道的疏风药，能够疏通肠道，增加肠道肌力，所以桂枝汤可以治便秘。桂枝汤治便秘用桂枝配芍药，芍药可以通便。

其实桂枝就是能作用到肌肉。例如我治疗一个肱三头肌肌肉瘤患者，患者舌淡苔白，脉无力，我没有开理中汤，开的是桂枝加芍药生姜各一两人参三两新加汤。大家知道为什么吗？他是肌肉瘤，是太阴的外证，脾主肌肉，所以用桂枝汤打底，以新加汤为主。由于他表现为疼痛，所以芍药加量，发汗后身疼痛，脉搏无力，脉沉加人参，桂枝加芍药生姜各一两人参三两新加汤主之。如果开理中丸可不可以？也可以，但是整个处方的针对性不强，就是只找对了大方向，我们叫作"宁失其方勿失经"，辨在太阴经，说明大方向对了，吃了会有些效果。毕竟这个人脉搏没有力气，基础代谢偏低，我们用理中丸，帮助他消化，是有效的，但是理中丸的针对性差。再比如，厚朴生姜半夏甘草人参汤和六君子汤的区别，发汗后腹胀满，开六君子汤也有效，但是处方的针对性差。

三、人参

1. 人参汤

人参汤见于《金匮要略·胸痹心痛短气病篇》："胸痹心中痞，

留气结在胸，胸满，胁下逆抢心，枳实薤白桂枝汤主之，人参汤亦主之。"方用人参、甘草、干姜、白术各三两。人参汤治胸痹，性属虚痹。

2. 桂枝人参汤

《伤寒杂病论》163 条："太阳病，外证未除，而数下之，遂协热而利，利下不止，心下痞硬，表里不解者，桂枝人参汤主之。"方用桂枝四两、炙甘草四两、白术三两、人参三两、干姜三两。理中汤是人参、干姜、炙甘草、白术各三两。从桂枝人参汤的配伍，我们就看到桂枝人参汤是理中汤中重用炙甘草加桂枝，治疗下利，心下痞硬，同时治疗表里不解。什么叫表里不解？表指有太阳表证、有桂枝证，里指下利，所以用理中汤重用炙甘草加桂枝。

3. 枳术汤

《金匮要略·胸痹心痛短气病篇》指出，人参汤与枳实薤白桂枝汤治胸痹，一虚一实。《金匮要略》云："心下坚，大如盘，边如旋盘，水饮所作，枳术汤主之。"枳术汤用了人参汤的白术与枳实薤白桂枝汤的枳实，是一个虚实错杂的处方。枳实薤白桂枝汤不仅治胸痹，也可以治疗痞证。根据《金匮要略》条文"胸痹心中痞……胁下逆抢心……"我们经常用枳实薤白桂枝汤治疗上腹胀满。

三方比较，人参汤治的是虚痞；枳实薤白桂枝汤偏重于散寒，治实寒痞。前两方一个偏虚，一个偏实。枳术汤取人参汤的白术，取枳实薤白桂枝汤的枳实治虚实错杂痞，又是一法。

四、半夏

1. 阳明寒湿法

（1）干姜人参半夏丸、大半夏汤、半夏干姜散

干姜人参半夏丸可治妊娠呕吐。这里要注意一点，妊娠呕吐可

以使用半夏，但是半夏是一个引产药，半夏含有的半夏蛋白能与宫内膜腺管上皮和外胚胎椎体上的一部分细胞结合，从而抑制着床。虽然口服半夏时半夏蛋白的吸收量很低，但是仍然可以抗早孕。一般认为半夏具有抗生殖的作用，能够终止早期妊娠以及终止着床，能够导致流产。妊娠反应出现的时间和半夏抑制着床的时间是有区别的，孕吐是出现在妊娠的6~12周，这个时期使用正常剂量的半夏是安全的。

由干姜人参半夏丸衍生出来两个处方，一个是大半夏汤，一个是半夏干姜散。半夏配人参是大半夏汤，半夏配干姜是半夏干姜散。《金匮要略》讲："胃反呕吐者，大半夏汤主之。"《外台秘要》云："治呕心下痞硬者。"何为痞？进食后，食物没有通过幽门，停留在胃里，会觉得上腹胀，继而出现朝食暮吐、暮食朝吐，这就是中医认为的胃阳虚不能腐熟水谷。由此可见，大半夏汤对应的主证是胃反呕吐，即朝食暮吐、暮食朝吐。

半夏干姜散主治干呕、吐涎沫。干姜吃多了会导致上火、口干舌燥，半夏和干姜配合起来，更能够抑制唾液的分泌。

如果把半夏干姜人参丸中的半夏换成川椒就是大建中汤；如果把半夏换成吴茱萸，就成了吴茱萸汤。吴茱萸汤中生姜的用量要大，而且加了大枣。吴茱萸汤在厥阴经，半夏干姜人参丸在太阴阳明经。大家要注意，半夏和吴茱萸都有一个特点：抑制分泌。因为半夏可以抑制唾液分泌，所以半夏干姜散可以治干呕，吐涎沫；《伤寒论》在小柴胡汤的加减法中讲"若渴，去半夏"，也是这个原因。

治疗口干的方法，第一个是养阴，用生地、麦门冬、天花粉之类。张仲景习惯使用的是天花粉。为什么会口干呢？中医讲的阴虚口干，对应到西医上是血容量不足，导致唾液分泌少，就觉得口干，这时候要养阴。

血容量不足能引起口干，但是血容量多、水肿的患者，为什么也口干呢？这是因为患者有湿热或寒湿。有湿的人为什么口干呢？从中医的角度讲是因为湿邪阻滞，津液不能正常分布，客水泛滥、主水不布。从西医的角度来解释，这种液体潴留的人，血液里的渗透压增高，在渗透压高的时候就会觉得口干。我们吃了盐之后为什么就会口干？因为吃了盐之后渗透压高了，而且盐吃多了人还肿，虽然肿但还是会口干，这就是中医讲的湿，这个时候可以用半夏治疗，其实用佩兰更好。《黄帝内经》讲佩兰治疗的消渴，就是因湿邪而致的口渴。两个口干产生的机理不同，小柴胡汤若渴去半夏不是指有湿的口干，而是指血容量不足的口干，是阴虚的口干，要用天花粉之类的中药。

由此可见，把西医学通了也有助于理解中医。那有人要问了，瘀血可导致口渴，这用西医怎么解释？瘀血的本质可概括为四个字：浓、黏、凝、聚——血液浓缩、血液黏稠、血液高凝、红细胞血小板积聚性增加。其中，血液浓缩黏稠就会导致渗透压的增高，导致夜间渴，所以瘀血致渴用西医也很好理解。

（2）小半夏汤

把大半夏汤里的人参换成生姜就成了小半夏汤。小半夏汤能止呕吐，但与胃反的呕吐不一样，它治疗的是不渴的呕吐。不渴是因为病在阳明太阴，所以用半夏、生姜。呕吐而渴的人用小半夏汤就有问题了，如果渴是湿引起的，就加茯苓。小半夏加茯苓汤治呕吐的患者，伴有眩晕、心悸。这是我们讲的动饮，动饮时加茯苓，类似的处方有很多，如苓桂术甘汤等。所以，如果大家遇见一个呕吐而渴的人，要用小半夏汤加茯苓；呕吐兼头晕，要加茯苓；呕吐伴有心悸，也要加茯苓。

（3）生姜半夏汤

如果小半夏汤重用生姜，就不是小半夏汤了，而是生姜半夏汤。重用的生姜可以用姜汁代替。生姜半夏汤的一个特点是：治疗烦躁、心中烦闷异常、舌苔厚腻等七情为病的患者，有特殊的疗效。为什么用生姜半夏汤治疗有效呢？一方面因为胃络通于心，精神疾病是心在主；另一方面是因为半夏入少阴经。半夏在方中有镇静作用，能够加强睡眠。《黄帝内经》里的半夏秫米汤，就是利用半夏的镇静作用。半夏也能够治疗快速性心律失常，我们今后再详细地讲。半夏既入阳明，又入少阴。为什么它既入阳明又入少阴呢？我在"太阴阳明论"讲了阴土阳土学说，少火生土，阴阳有别，君火生阳土，相火生阴土，胃络通于心，所以半夏既入阳明又入少阴。

（4）厚朴生姜半夏甘草人参汤

厚朴生姜半夏甘草人参汤这个处方很有特点，它是阳明胃和太阴脾一起治的，其中甘草、人参是入太阴经的。我们知道很多人是阳明胃和太阴脾都有疾病的，以群里一位朋友的问题为例，我刚开始给他开的就是厚朴生姜半夏甘草人参汤，因为他上腹胀，原方是治腹胀的，于是就开了7剂厚朴生姜半夏甘草人参汤，先除胀。刚开始吃有效，肚子很舒服，过几天就没有效了。为什么呢？因为他脾虚，还有十二指肠球炎，所以当他的腹胀缓解后，就应该用小建中汤。其实，温经汤也治腹胀，里面也有厚朴生姜半夏甘草人参汤的结构，只是没有用厚朴而已，当然还有其他的药，因为温经汤不单纯针对腹胀的问题。

2. 阳明泻心法

阳明泻心法的基本方剂是：半夏泻心汤，其中黄连、黄芩是少阴心的药。前面讲半夏干姜散时说过，半夏、干姜能够抑制分泌，所以半夏泻心汤治痞、呕、利，上为呕吐，下为软便、稀便或下利。半夏泻心汤用半夏和黄连，基本配伍为辛开苦降。半夏泻心汤配伍中有黄连、半夏，如果再加一个瓜蒌，就是小陷胸汤。前面我们讲了小陷胸汤的病位比半夏泻心汤的病位高，一个在心下——在贲门和胃底，一个是胃体的疾病。如果病位在胃窦用什么方呢？用旋覆代赭石汤。我们又讲了小陷胸汤和瓜蒌薤白半夏汤的关系：如果把小陷胸汤的黄连换成薤白，就成了瓜蒌薤白半夏汤，一热一寒，一个治热证，一个治寒证。其中，瓜蒌薤白半夏汤的一个特点是：可以治疗伴有消化道症状的冠心病，有的人心绞痛发作时有很明显的肚子胀，这是由胃不舒服导致的心绞痛发作。

半夏泻心汤的结构非常像小柴胡汤，主要的区别在于是否有柴胡，一个用柴胡，一个用黄连；一个和肝胆，一个和胃气。小柴胡汤是治疗少阳经腑同病的处方，如果是少阳腑病，应该用黄芩汤；如有呕吐加半夏、生姜，就成了黄芩加半夏生姜汤。再如葛根汤证有呕吐的，仍然是加半夏。阳明呕吐加半夏，这是《伤寒论》的常规做法。

半夏泻心汤中黄连用的是一两，而黄连阿胶汤中黄连用的是四两。治疗少阴热化证的黄连剂量要大，还可以顿服，能起到安眠的作用。如果少阴热化证明显的时候，黄连的用量可以更大，可以超过20g。但是当我们要发挥黄连的健胃作用，治疗阳明病的时候，使用的剂量要小，半夏泻心汤中一般黄连只用3g。

半夏泻心汤还衍化出来了其他几个泻心汤：黄连汤、《外台》黄芩汤、生姜泻心汤、甘草泻心汤。黄连汤和《外台》黄芩汤都有桂枝，二者的区别在于黄连汤里没有黄芩，黄芩汤里没有黄连，都有桂枝，是因为桂枝治干呕。桂枝汤条文里就有讲治"鼻鸣干呕"。腹痛不在少阳经的时候，《伤寒论》是不用黄芩的，所以有腹痛的去黄芩。这两个方剂一个是去黄芩加桂枝，一个是去黄连加桂枝。甘草泻心汤治疗口腔溃疡、狐惑之类的疾病，生姜泻心汤证伴有"噫"。

把半夏泻心汤里的黄芩、黄连、干姜换成旋覆花、代赭石，就是旋覆代赭石汤，也治疗"噫"。因胃气不降产生的痞、硬、噫，幽门疾病多有这种典型症状。总之，小陷胸汤、半夏泻心汤、旋覆代赭石汤，治证的病位不一样，如果善于腹诊的话，都能触诊出区别来。

3. 少阴法

（1）半夏散及汤

少阴病的一个特殊症状是：咽痛。治疗少阴咽痛的代表方剂是半夏散及汤。少阴寒化证不夹饮时，病在少阴心用半夏散及汤，病在少阴肾用四逆汤。两者的区别是什么呢？病在少阴心用半夏，病在少阴肾用干姜，半夏、干姜都走阳明经；病在少阴心用桂枝，病在少阴肾用附子，桂枝、附子都走少阴经。两个方子的配伍很有规律都用到甘草。还有半夏厚朴汤可以治疗梅核气，苦酒汤也可以治疗少阴咽痛。

（2）半夏麻黄丸

半夏麻黄丸能够治心下悸，这是很难理解的。我告诉大家，因为半夏不但入阳明，还入少阴。为什么入少阴呢？从西医的角度讲，半夏能够治疗快速性心律失常、室性心动过速和室性早搏，等等。而麻黄可以治疗缓慢性心律失常，所以这两个药配伍起来，更多的适合于病窦综合征、快慢综合征等类似的疾病。如果不结合现代医学，就很难理解半夏麻黄丸为什么能够治心悸。

（3）麦门冬汤

麦门冬汤能够促进腺体的分泌，尤其是唾液腺的分泌，但是方中的半夏却是抑制腺体分泌的。由此可见如果有阴虚咽喉不利伴有胃气上逆的病人，可以用半夏配伍养阴的麦门冬，配伍的剂量和比例很关键。《伤寒论》中提到，如果疾病处于温病后期，伤阴之后，余热未清，温温欲吐，少气呕吐，用竹叶石膏汤。它是在麦门冬汤的基础上加了竹叶、石膏，这些症状在热病后期非常多见。

还有个处方是附子粳米汤，方中用了大枣。麦门冬汤也用大枣、甘草、粳米。大家看看麦门冬汤和附子粳米汤的配伍特点：一个是麦门冬配半夏，一个是附子配半夏。麦门冬配半夏治疗咽喉不利，病位高；附子配半夏治疗腹中雷鸣切痛，病位低，一寒一热，辨证不一样。如果是伴有饮邪的下利，虽然拉肚子，但是很舒服；而心下坚满的，要用甘遂半夏汤。

4. 太阴法

半夏的第 4 个用法是治疗兼有饮邪的呼吸系统疾病，代表方剂是小青龙汤。如果症状表现为哮喘，代表方剂是射干麻黄汤，脉浮的可以用厚朴麻黄汤，脉沉的可以用泽漆汤。由小青龙汤可以变化出小青龙加石膏汤和越婢加半夏汤。小青龙汤证若误治，可以按照《金匮要略》苓甘五味姜辛汤的加减法，依证加减到苓甘五味加姜辛半杏大黄汤。

5. 小结

《伤寒论》里半夏主要有 4 个使用方法：一个是半夏汤法，一个是泻心汤法，其中半夏汤完全是温药的配伍，泻心汤是寒热错杂的配伍。第三个是少阴经的半夏用法。半夏麻黄丸治心下悸，生姜半夏汤治烦躁，半夏秫米汤治失眠，瓜蒌薤白半夏汤治胸痹，半夏散及汤治咽疼，这都是少阴经的半夏配伍方法。由此可见，少阴经和阳明经都可以使用半夏。第四个是太阴经的半夏用法，主要用来治疗呼吸系统疾病。太阴的特点本湿而标阴，中见阳明燥化，阳明燥化不足，就表现痰饮水湿泛滥。而半夏是一个阳明燥化的药物，能抑制腺体分泌，所以能用来治疗太阴病。

五、白术

白术的基本配伍方法有 7 个：①白术配附子。②白术配桂枝，也就是术附法和术桂法。③白术配干姜。④白术配枳实，就是枳术法和姜术法。⑤白术配麻黄。⑥白术配茯苓。⑦白术配川芎。

1. 术附法

（1）甘草附子汤

《伤寒杂病论》用白术配附子的一个经典处方是甘草附子汤，有甘草、附子、白术和桂枝，治"风湿相抟，骨节疼烦，掣痛不得屈伸，近之则痛剧，汗出短气，小便不利，恶风不欲去衣，或身微肿者"；另一个经典处方是治"风虚头重眩，苦极，不知食味"的《近效方》术附汤。甘草附子汤主要的治症总结起来，一是疼痛：关节疼痛，屈伸不利，用白术配附子；二是汗出短气，小便不利。汗出、短气、恶风是桂枝证，如果兼小便不利，那是桂术证，用桂枝配白术。按照《伤寒杂病论》的说法，术、附并走皮中，使风湿自内而化。

《伤寒杂病论》治风湿主要有3个办法，第一是从上焦去治，用麻黄发表；第二是从中焦去治，用白术；第三是从下焦去治，用附子。我们讲气升水布，火降血下。气升水布是讲右手的寸、关、尺，分别代表肺、脾、肾，如从中焦和下焦去治，就是白术配附子，如甘草附子汤。由于兼有汗出、短气，所以加了桂枝，桂枝是个上焦药，甘草是个调和药。风湿关节疼痛大部分属于自身免疫病，甘草的甘草酸有拟皮质激素作用，是个外源性的皮质激素；附子是一个内源性的肾上腺皮质刺激剂，两药配合可以治疗很多的自身免疫疾病。

（2）真武汤与附子汤

附子配白术，加茯苓、生姜、芍药，就成了真武汤。芍药在这里的作用很复杂：第一，芍药有利尿的作用；第二，芍药能够监制附子，这是扶阳派经常用的一种配伍；第三，芍药能够帮助茯苓，使茯苓的有效成分溶出。真武汤证其背（至阳穴）恶寒的，把生姜去了，换人参，就变成了附子汤。

（3）白术附子汤与黄土汤

甘草附子汤去桂枝加姜、枣，就成了白术附子汤（去桂加白术汤），治疗"脉浮虚而涩，大便坚，小便自利"。桂枝配白术是《伤寒论》里典型的利水剂。风湿在表往往兼有膀胱气化不利，小便不利的用桂枝，小便自利的去桂枝。小便自利是白术附子汤与甘草附子汤重要的辨别点。因为"脉浮虚而涩"，所以用姜、枣养气血；大便坚，所以用大剂量的白术通大便。

黄土汤是在白术附子汤的基础上去姜、枣，加黄土温中，加阿胶止血，加黄芩和地黄分别截断传往少阳、少阴。因为治疗的是消化道出血，所以不需要使用姜、枣。

2. 麻术法

（1）麻黄加术汤与越婢加术汤

甘草附子汤中附子治下焦，白术治中焦，桂枝治上焦，这个处方是治有汗的——"汗出、短气、恶风"。无汗的怎么治疗？第一个办法是用麻黄加术汤。治疗上焦无汗，其中的麻黄汤治上焦，加白术是治中焦。第二个办法是用越婢加术汤。越婢加术汤与麻黄加术汤的区别在于：越婢加术汤没有桂枝，重用了麻黄，以发表行水；加姜、枣增强发表的力量；加石膏除热、除烦。《伤寒论》中有多处介绍烦躁时加石膏，用石膏泻火除烦。一个简单的区别方法是越婢加术汤兼有治疗化热的作用，如果麻黄加术汤证兼有热的就可以用越婢加术汤，兼有烦躁的也可以用越婢加术汤。大家要知道，越婢加术汤不只是化热，因为重用了麻黄，发表行水的作用强于麻黄加术汤，所以更适用于风湿性疾病或者非风湿性疾病伴有肿的，可以是水肿，也可以是浮肿。这类病人的皮肤是软绵绵的，带有一点黄，又软又黄，这种情况就可以用越婢加术汤。

（2）越婢加术附汤与桂枝芍药知母汤

甘草附子汤用附子、白术、桂枝、甘草，这是治疗表虚证的。如果是表实证怎么办呢？表实证用越婢加术附汤，就是在越婢汤的基础上加白术、附子，因为"恶风加附子"，或者可以用桂枝芍药知母汤，与甘草附子汤一样是从上、中、下三焦去治的。桂枝芍药知母汤的病机比越婢加术汤要复杂，可治疗厉节病，就是类风湿性关节炎伴有关节变形，也就是形质已受损。越婢加术汤从气化上治疗，对缓解炎证效果比较好，但是如果关节畸形了，就要用桂枝芍药知母汤去复其形质。

总的来说，甘草附子汤用附子、白术、桂枝治疗表虚证，从上、中、下三焦分消。越婢加术附汤用附子、白术、麻黄治疗表实证，也是从上、中、下三焦分消，脉象都对应在右手的寸、关、尺。麻黄加术汤、越婢加术汤、越婢加术附汤，都是治疗气化的，形质受损时则用桂枝芍药知母汤。

3. 术桂法

（1）桂枝人参汤与苓桂术甘汤

与甘草附子汤最相近的一个方剂是桂枝人参汤，它是理中丸加桂枝，也有桂枝配白术。桂枝人参汤如果再加上附子，就有了甘草附子汤的基本结构。桂枝人参汤中的桂枝配白术可以表里两解，用理中汤（人参、白术、干姜、甘草）温中，桂枝发表。术桂法最具代表的一个方剂是苓桂术甘汤，基本病机为太阳阳虚，饮邪泛滥。太阳为寒水之经，中见少阴热化，少阴热化不足，心阳亏虚就见饮邪泛滥，心悸怔忡、凌心射肺等，这些症状都可以使用苓桂术甘汤。

（2）五苓散与茵陈五苓散

五苓散治疗膀胱蓄水证，茵陈五苓散治疗湿重的黄疸。茵陈五苓散的特点是脉缓。为什么脉缓？因为茵陈五苓散中有桂枝，桂枝证通常是脉缓。从西医的角度来看，茵陈五苓散治疗湿重的黄疸，也就是胆汁淤积性黄疸，由于直接胆红素升高兴奋迷走神经，导致脉搏变缓。因为直接胆红素是暗黄色，所以患者皮肤就呈现暗黄色。大家如果在肝脏科就会发现，肝脏引流出来的直接胆红素是暗黄色的。暗黄色的黄疸主要是直接胆红素升高，兴奋迷走神经，导致脉搏变缓，所以茵陈五苓散是缓脉。如果脉变快了，要考虑合并感染，也就是中医讲的湿郁化热，临床上可以加石膏、滑石、寒水石，或者甘露饮之类的处方。

白术配桂枝通常用来利尿，所以当患者小便自利时用白术附子汤就不用桂枝。而桂枝人参汤是一种例外，因为它是用来表里双解的。

4. 姜术法与枳术法

理中丸的一个基本配伍是干姜配白术，用来温太阴脾，而甘草干姜汤则温太阴肺。肺阳虚有寒饮，咳痰清稀（白色泡沫痰），患者感冒以后流清鼻涕，都可以用甘草干姜汤温肺。干姜加白术能够温脾，是理中丸和肾着汤的结构。肾着汤为什么温脾？因为奇经八脉中的带脉通太阴经，肾着汤治疗带脉病，处方是干姜配白术，加甘草、茯苓。还有一个处方叫枳术丸，枳实配白术，一攻一补，一个补气、一个行气，可以与干姜配白术互相比较。

5. 苓术法

苓术法的配伍就是茯苓配白术。还有一种配伍是泽泻配白术，比如泽泻汤，用泽泻、白术治疗眩晕，用的不是茯苓，是泽泻。实际上茯苓、猪苓、泽泻都可以配白术，而泽泻降血脂、治疗痰湿上泛导致的头晕，效果要优于茯苓。还有猪苓散是一个健脾利水的处方，用茯苓、猪苓、白术各等分，治疗呕吐。《金匮要略》的原文说"呕吐而病在膈上，后思水者，解，急与之。思水者，猪苓散主之"。猪苓散用来治疗呕吐、唾液多，类似于理中汤治疗"大病瘥后喜唾，久不了了"。有的人一天到晚吐口水，就可以用理中汤合上猪苓散。

与猪苓散相类似的处方是茯苓戎盐汤，用茯苓、白术配伍，然后加盐。为什么加盐？加盐可改变离子强度，帮助茯苓、白术溶出有效成分。有湿的人本应慎用盐，但有时候中医认为需要加盐，比如说治疗下焦病时，咸可入肾。从西医的角度来讲，加盐其实是改变了溶液的离子强度，可影响药物有效成分的溶出。

最后一个处方是桂枝去桂加茯苓白术汤，这也是一个典型的茯苓配白术。

6. 芎术法

白术养气、川芎养血，川芎配白术的特点就是气血双补，比如白术散治疗妇人妊娠。妇人妊娠安胎，脉微细无力或者弦而无力的可从厥阴经去安胎，用川芎配白术、加川椒和牡蛎；弦而有力的可从少阳经去安胎，就是当归散，用川芎配白术、加当归、黄芩。因为少阳相火妄动，容易引起下身出血，引起小产，所以用黄芩清少阳相火。

还有一个处方是当归芍药散，可治疗妇人腹痛，配伍是当归、芍药、茯苓、泽泻、白术、川芎。其中采取了两个配伍办法：一个是白术配茯苓、泽泻；另一个是当归、芍药配川芎，很多的女性腹痛都可以使用。

7. 小结

白术配附子是从中焦和下焦去治，白术配麻黄是从上焦和中焦去治，白术配桂枝、附子和白术配麻黄、附子是从上、中、下三焦去治水湿。白术配桂枝，一方面能够温阳化饮（病痰饮者，当以温药和之），一方面能够表里两解；而茯苓配白术，能够健脾利水。干姜配白术温脾，川芎配白术气血双补。

六、枳实

枳实的功能主要可概括为两点：枳实具有双向调节作用，既可收缩平滑肌又可舒张平滑肌。

通常情况下枳实能收缩平滑肌，第一个作用是可促进胃肠道的蠕动。其中促进胃蠕动的代表方是枳术丸，促进肠道蠕动的代表方为承气汤，两方可促进胃肠道的收缩和蠕动。枳实是一个胃肠道的动力药，而且是一个全消化道的动力药。《伤寒杂病论》中有小陷胸汤，《温病条辨》则用小陷胸汤加枳实汤，治疗"正在心下，按之则痛"，类似于西医讲的贲门炎、胃食管反流病。小陷胸加枳实汤能促进贲门平滑肌的收缩，可见枳实是个全消化道的动力药，能够促进上消化道到下消化道的动力。因为枳实收缩胃肠道的平滑肌，所以一部分便秘患者用了之后，平滑肌收缩容易引起腹痛。腹痛之人可去枳实，用调胃承气汤等类似的处方，这是《伤寒杂病论》的思想，其实办法非常的多。

枳实收缩平滑肌的第二个作用：是通过加强肌肉的收缩，维持脏器的位置。爬行动物的脏器连在脊柱上，与地面是水平的，而人直立行走以后，脏器受地心重力的作用，容易下垂。人体固定脏器的是韧带和肌肉，而枳实能够促进平滑肌的收缩，从而治疗脏器下垂。最具代表性的病是胃下垂，可用《金匮要略》的枳术丸。用枳实配白术是因为不仅要促进肌肉的收缩，还要增强肌肉的肌力，而脾主肌肉，白术健脾能够促进肌纤维的合成，从而增强肌力。如果单用枳术丸的力量不够，可把白术换成补中益气汤，这与《金匮要略》的枳术丸是一样的道理。补中益气汤加枳实是一个治疗脏器下垂的经典处方。枳实收缩平滑肌，不仅有助于脏器的固定，还有助于食物的排空。比如胃下垂患者的胃肠蠕动功能减退，胃里常常有食物积蓄，加上枳实既促进平滑肌的收缩，又有助于排空食物，缓解脏器下垂。

除了胃下垂，枳实可治疗多种脏器下垂，比如脱肛（属于脏器下垂）、子宫脱垂等。枳实收缩平滑肌，还可治其他疾病，比如枳实或枳壳能够收缩子宫平滑肌，中医常用来引产。《金匮要略·妇人产后篇》有妇人产后用枳实芍药散等处方。枳实能促进子宫的收缩，进而促进子宫的复旧，使恶露排出。枳实收缩平滑肌的作用，还体现在收缩血管的平滑肌。血管平滑肌收缩，会产生升压的作用，所以枳实能够治疗低血压，一个代表处方是四逆散。血压低的患者不只是气虚，因肝气郁结所致血压低，用四逆散也有效。枳实还是一个抗休克的药物，能够提高血压，也与它能收缩平滑肌有关。

枳实有双向调节作用，除了收缩平滑肌，还能够舒张平滑肌，代表的处方是四磨汤、五磨饮、六磨饮，可治疗肠道易激综合征。有人一考试就要拉肚子，一紧张就要拉肚子，这都是肠道易激综合征，是一个情志疾病，可用四磨汤、五磨饮、六磨饮等处方。之所以叫作五磨饮，是因为枳实要磨服，枳实磨服的作用强于入汤，枳实入散剂的功效比入汤剂要强。四逆散、枳术丸也是用散剂，也可像五磨饮一样磨枳实，如磨犀角一样加水去磨。

七、厚朴

张仲景主要用厚朴来除胀。主要在哪些方面除胀呢？我们由上到下给大家讲解。

首先是除肺胀。肺胀就是指喘，比如慢性阻塞性肺气肿（简称慢阻肺）。喘与哮不一样，哮是吸气性呼吸困难，比如支气管哮喘；喘是呼气性呼吸困难，比如慢阻肺。喘——气体呼不出去，气体留在肺里，把胸腔撑得圆圆的，形成桶状胸，像水桶一样的胸腔。我们的胸腔是扁的，前后长度与左右长度相比，左右宽、前后窄。桶状胸患者因为气体大量停留，胸廓膨胀，肺内过度充气，使得胸腔前后的宽度增加。此时需要除胀，需要排出肺中的气体。《伤寒杂病论》中用厚朴配上麻黄，也就是用厚朴麻黄汤，治疗新感引动伏饮。当然，肺胀也可能不是麻黄证，而是桂枝证。如是桂枝证怎么办呢？"喘家，作桂枝加厚朴杏子佳"，这是肺胀桂枝证的除胀办法。

还有一种情况是饮停胸胁，有饮就是有胸水。饮停胸胁——有饮有胸水的时候，胸腔也胀，局部也是发胀。这种局部胸腔胀用厚朴大黄汤。方用厚朴除胀，大黄下饮，此方针对便秘的人。

饮停胸腔用厚朴大黄汤。饮停在腹腔——"水走肠间，沥沥有声"，用己椒苈黄丸。

再往下讲，"发汗后腹胀满，厚朴生姜半夏甘草人参汤主之。"我们讲过"发汗后腹胀满"是脾虚的人感冒后容易肚子胀，不想吃东西。如果再用麻黄汤发汗，或者服用西医的感冒药，更容易出现上腹胀满。此时可用厚朴生姜半夏甘草人参汤除胃的胀满。

由厚朴生姜半夏甘草人参汤就想到了半夏厚朴汤。如果患者不仅有胀的问题，还表现为咽喉不舒服，比如胃食管反流导致的慢性咽炎，此时用半夏厚朴汤。半夏的特点是和胃降逆，除胀作用不如厚朴，降逆的作用强于厚朴。为了防止食物的反流刺激咽喉，所以要选用半夏。同时半夏还是利咽的药物，比如《伤寒论》中用半夏散及汤治疗少阴咽痛证。把厚朴生姜半夏甘草人参汤的主药颠倒就变成了半夏厚朴汤，以半夏和胃降逆利咽为君，厚朴除胀为臣，加生姜、苏叶、茯苓温胃化饮。

如果胀表现在下腹部，表现为肠子的胀满，肠子里的气体多了用什么方呢？用厚朴三物汤，也是用厚朴除胀，加大黄、枳实通大便。

如果在下腹部不以胀为主，而是以便秘为主，以实为主，那就是小承气汤证或者大承气汤证。其中，痞、满、燥、实是小承气汤证，痞、满、燥、实、坚是大承气汤证。这两方以大黄为君，厚朴为臣，以通便为主，兼顾促进肠道的蠕动以除胀。

《伤寒杂病论》还有个麻子仁丸，是在大黄、厚朴、枳实理气通便的基础上，用火麻仁、杏仁、芍药润肠通便。火麻仁、杏仁含有很多植物脂肪油，能够润滑肠道，与蜂蜜的作用有相似、有不同，毕竟还有其他的药理作用。麻子仁丸用火麻仁、杏仁润下，加芍药通便。"设当行大黄芍药者，宜减之，以其胃气弱，易动故也"，芍药是个通便药，这在《吴述伤寒杂病论研究·太阴病篇》已经讲过。用大黄促进肠液的分泌、促进排便，然后用枳实、厚朴促进肠道的蠕动，加麻仁、杏仁含有植物脂肪油的药物促进肠道的蠕动，再加上芍药通便，就构成了麻子仁丸。

这就是《伤寒杂病论》厚朴的用药特点，大家如果掌握了张仲景的用药特点，对很多的处方规律就会非常清楚。

八、大黄

1. 阳明（三承气汤）

（1）大承气汤

讲大黄法，就离不开大承气汤。大承气汤治什么病呢？痞、满、燥、实、坚。痞、满是指大便不通，实是指阳明胃家实，坚是指大便坚硬、干燥。大承气汤证的特点是日晡潮热，即下午发烧、手心潮热或自觉发热。大承气汤的独证是大便燥屎已成。大家要注意，手足汗出需辨阳明和太阴，桂枝证也手足汗出，一虚一实，通过腹部叩诊就可以辨别。

大承气汤的第一个药是大黄，大黄含有的蒽醌类物质，能够刺激肠道神经丛，促进肠道蠕动，进而导致排便。大黄还可以抑制 Na^+-K^+-ATP酶，使肠内渗透压升高、水分增加，也能够导致排便。这也是用大黄后大便变稀的原因，当然这个作用不如芒硝强。芒硝是电解质，可以直接提升渗透压，导致渗透性腹泻。知道了这一点，也就明白了大承气汤和小承气汤的区别。

大黄中的蒽醌可导致腹泻，但它又含有鞣质，能够导致便秘。如果经常用大承气汤通便，就容易引起习惯性便秘，越服药大便越不好解。我见过一个习惯性便秘的老太太，肛门刺激征很严重，整天离不开卫生间，就是因为之前用了大黄先泻后秘，导致习惯性便秘。实际上治疗便秘有许多方法。很多的便秘患者不是承气汤证，如都用大黄去通，用番泻叶去通，就不符合《伤寒论》大承气汤的使用要求。

（2）小承气汤

小承气汤证是痞、满、燥、实、不坚。坚是大便在乙状结肠停留时间过久，水分被充分吸收了，需要用芒硝软坚。芒硝咸寒软坚，软什么坚？软大便。所以，腹部叩诊时，如果乙状结肠没有大便的话，就不能用大承气汤，最多是小承气汤证。

（3）调胃承气汤

如果把大承气汤的厚朴、枳实换成甘草，就是调胃承气汤。为什么要去厚朴、枳实？什么又叫调胃呢？这是指服了大承气汤以后，导致肠痉挛疼痛，就不能再用厚朴、枳实促进肠道运动了，就要加一个缓和剂——甘草，这样泻下的作用就很缓和了，所以叫作调胃承气汤。

2. 阳明兼少阴

用大承气汤时需作听诊，如肠道完全麻痹，服大承气汤后会增加腹压。肠道麻痹该用什么药呢？肠麻痹多兼阳虚，要用促进肠道运动的药，如附子泻心汤或大黄附子汤，也可针刺足三里等穴位。

3. 阳明兼少阳

"本经而兼腑，就是大柴胡。"如果是单纯的肠道急腹症，可用大承气汤；如兼有肝、胆、胰疾病，也就是少阳兼阳明腑实证，则用大柴胡汤；阳黄伴便秘则用茵陈蒿汤。需注意大柴胡汤为何去人参，为何用芍药？今后讲中药学的时候，将详细讲它的机理。大柴胡汤去枳实、芍药加人参、龙骨、牡蛎、铅丹、桂枝、茯苓，就成了柴胡加龙骨牡蛎汤。本方主治"烦、惊、重"等少阳证，其中龙骨、牡蛎、磁石是镇逆药；桂枝和茯苓是化饮药；大黄是通便的药。

因为铅丹不好找，可用磁石代替，也可用礞石代替，此即礞石滚痰丸。如仍不好找，可加赭石代替。

4. 阳明兼太阳

调胃承气汤加葶苈子、杏仁、甘遂就是大陷胸丸，治疗心下按痛、项强、寸浮关沉的结胸证。方中的甘遂、芒硝是泻下剂，类似于肠道透析，可使水液排出；葶苈子是水通道蛋白抑制剂，可关闭水通道，减少液体分泌，可治疗胸水、腹水、心包积液等，代表处方是葶苈大枣泻肺汤。葶苈大枣泻肺汤、大陷胸丸、己椒苈黄丸治病的机理都是一样的。己椒苈黄丸治疗腹水的机理是什么？肠道梗阻以后，大量肠液分泌，导致"水走肠间，沥沥有声"，所以用葶苈子关闭水通道，减少分泌液。顺便说一下，鳖甲煎丸为何用葶苈子？因为肝硬化的病人容易导致腹水。

厚朴三物汤与小承气汤的药物组成一样，但剂量不同。大黄的量不变，厚朴、枳实的量加大，更偏重于理气，所以叫厚朴三物汤。由厚朴三物汤衍化出来的厚朴七物汤，是厚朴三物汤合桂枝去芍药汤。为什么要合桂枝去芍药汤呢？因为病人有发热，所以合桂枝去芍药汤。我们反复讲"什么时候能用芍药，什么时候不能用芍药"，病人有发热，要用桂枝去芍药汤，与之相反的是桂枝加大黄汤。《伤寒论》太阴病篇讲，太阴病如果大便不好解要重用芍药；如果"大、实、痛"，燥屎已经成形，要加大黄；如果胃气弱，就要去芍药，因其"易动故也"，容易致腹泻。

还有一些与厚朴三物汤相关的处方，比如麻子仁丸。

5. 蓄血

我们讲水血互结血室，血室是什么？中医认为血室就是子宫。《伤寒论》讲血积，这是局部有形之物；至于水，"血不利而为水、当先治血，水不利而为血、当先治水"。"血不利而为水"是什么？是指生殖系统肿瘤导致的腹水，即腹腔因肿瘤的种植、转移导致腹水，这在子宫和卵巢的肿瘤中都可以看到。这种腹水应该以治血为主，因为属于血分，可用阿胶。

治疗蓄血的三个处方：桃核承气汤、抵当汤、抵当丸，一个治"如狂"、一个治"发狂"、一个治伴"发热"。太阳腑证用抵当汤，如有发热用抵当丸。

下瘀血汤证的配伍特点是把水蛭、虻虫换成䗪虫，治妇科干血腹痛。更复杂的是大黄䗪虫丸证，其特点是腹满、纳少、甲错、暗黑（两目暗黑），具体的内容我们今后会做专门的讨论。这里主要讨论一下"痞坚之下，必有伏阳"，大黄䗪虫丸用黄芩和地黄，即是将伏邪转出少阳。大黄䗪虫丸可治伏邪，如肝硬化、肝癌，因为有乙肝病毒潜伏在里面。邪气之所以潜伏，要么是因为有湿邪停留，要么是有瘀血阻滞，这是最常见的两个原因。生地在方中的量很大，因为大剂量的生地具有活血作用，可用酒炒等炮制的方法。

大黄䗪虫丸由下瘀血汤加味而成，都可治干血。但大黄䗪虫丸证的病程长，主要表现有两个特征：其一，肌肤甲错，在脚上看最简单，腰和腹也可以，有的人手上也有肌肤甲错；其二，两目暗黑，色素沉着。如两眼黑不明显，就看脚的肌肤甲错。

《伤寒论》中有四个承气汤：大承气汤、小承气汤、调胃承气汤，桃核承气汤。其中，桃核承气汤治"其人如狂，少腹急结"，这是蓄血证。此方的配伍特点是有桃仁和桂枝，把抵当汤中的水蛭、虻虫换成桂枝、芒硝。

6. 肠梗阻

大黄不是肠梗阻的绝对禁忌证，反而常用于治疗肠梗阻。肠梗阻可简单地分为：机械性肠梗阻、动力性肠梗阻、绞窄性肠梗阻。机械性肠梗阻通常可找到具体原因，主要是肠套叠、肠粘连，蛔虫型的比较少见，肿瘤科常见的多为手术引发。对机械性肠梗阻要用活血益气药，也有特殊处方，如验方加味五通汤。动力型肠梗阻有两种，一种是肠麻痹、一种是肠痉挛。治疗肠麻痹主要选用大黄附子汤；治疗肠痉挛可用五磨饮。为什么叫五磨饮？主要是因为方中的枳实磨粉服用，比煎煮服用的通便效果更好。治疗麻痹型肠梗阻用大黄附子汤，因病在少阴；痉挛性肠梗阻用五磨饮，因病在厥阴。最后一个是绞窄型肠梗阻，如服用大承气汤会增加腹压，比如肿瘤压迫引起的完全性肠梗阻，就不能用大承气汤。《伤寒论》讲"转矢气"，如不转矢气，不可用大承气汤。

7. 小结

大黄是治疗阳明腑实证的药。大承气汤证的特点是"痞、满、燥、实、坚"。如何知道燥屎是否形成了？日晡潮热，或者手足汗出。如手心有汗出而非桂枝证，即属阳明；如果没有燥屎，则用小承气汤。渗透性泻剂芒硝，可刺激肠道肠液的分泌；大黄刺激胃肠道的运动，也有一点促进渗透的作用。厚朴、枳实也促进胃肠道的运动，但两者作用的机理不同：一个作用于肠道的外周神经，一个作用于壁内神经丛，二者共同推动肠道的蠕动，既可使大便软化，又可促进肠道排便。如果是消化道容易受刺激导致肠道痉挛、疼痛，则用调胃承气汤。

然后是少阴经病的方药用法，一直过渡到大黄附子汤。少阳经证的方药用法，以大柴胡汤和茵陈蒿汤为代表。太阳经讲了结胸证和蓄血证。太阴经我们讲了什么情况能用大黄，什么情况不能用大黄。即《伤寒论》讲的"太阴为病，脉弱，其人续自下利，设当行大黄芍药者，宜减之，以其人胃气弱，易动故也。"

大黄发挥的作用和剂量有关系，剂量大的时候可以泻下，但是也可致便秘。导致便秘有三种情况：一种情况是长时间的使用，里面的鞣质引起便秘；第二种情况是小剂量使用；第三种情况是把大黄用酒炒或久煎。小剂量的酒大黄久煎以后，也是可以用来治疗腹泻的，也是可以导致便秘的。小到多少？0.3g大黄就可以了。

大黄可以止血，尤其对消化道出血，效果更好。大黄为何能止血？因为"火降血下"。出血即少阴动血，消化道出血也属典型的少阴经病，可用黄土汤。

大黄配厚朴、枳实的特点是一个作用于壁内神经丛，一个作用于胃肠道的外周神经，共同促进肠道的蠕动。加芒硝，可刺激肠道肠液的分泌。蠕动和分泌的功能增加，一者可使大便软化，一者可促进肠道排便。

第四节　脾胃病常用药对

一、化湿类药对

1. 藿香、佩兰和薄荷

首先讲解藿香、佩兰和薄荷这几味芳香化湿类药物的特点和区别：如果患者口腻，要用藿香，因为脾胃病夹湿会出现口腻，藿香能够缓解口腻。患者口甜，就用佩兰，口甜是佩兰的独证。《黄帝内经》黄帝曰："有病口甘者，名为何？何以得之？"岐伯曰："此五气之溢也，名曰脾瘅。"病脾瘅，用佩兰。如果患者口苦伴舌苔厚腻，就用薄荷，薄荷不仅芳香化湿还能疏肝，所以少阳夹湿木来克土导致的口苦可以用薄荷治疗。

2. 干姜和益智仁

干姜和益智仁这两味药都有抑制腺体分泌的作用。腺体分泌过盛表现为多唾，多唾就是口水多，爱吐口水，是其独证。当我们观察到患者舌头津液多，口腔津液明显丰富，就是多唾。

干姜擅于治疗便溏，便溏是干姜的独证。《伤寒杂病论》云：

"凡用栀子汤，病人旧微溏者，不可与服之。"用栀子干姜汤主之。如果患者大便溏，不能用栀子豉汤，哪怕其阳明有热也要用栀子干姜汤，因为干姜收缩腺体，抑制腺体分泌，治疗便溏。与治多唾的机理一样，干姜也可治疗痰多。

益智仁能够缩尿，擅于治疗小便多。益智仁除可治多唾外，还有补肾的作用，所以能够缩尿。益智仁，顾名思义，能够增加智力，越吃越聪明，也是源自其补肾的作用。

3. 砂仁和蔻仁

砂仁和蔻仁，这两个都是辛燥药，可治舌苔厚腻、有湿、纳差。砂仁既健脾又固肾，比如扶阳、滋阴这些学派，治疗内伤伴舌苔厚腻、纳差都选砂仁。封髓丹治相火妄动夹有湿热，方中有砂仁，潜阳丹治阳虚纳差也用它，香砂六君子汤都用它。蔻仁既运湿又透表，所以温病学派治疗舌苔厚腻、纳差都选蔻仁。

二、理气类药对

1. 青皮和陈皮

青皮和陈皮，这两味药都能理气，其中青皮擅长疏肝，而陈皮擅长理脾，两者相合就能治疗木来克土，如化肝煎，方中青皮、陈皮、芍药、丹皮、栀子、泽泻、贝母（土贝母或浙贝母，原方是土贝母，临床我们常用浙贝母）。当然两者有一个区别：陈皮比青皮燥。如果针对阴虚气滞的患者，觉得陈皮燥，可用香橼配佛手，也能理脾胃之气。

2. 茵陈和川楝子

针对阴虚的患者，还有一组药物：茵陈和川楝子。阴虚的患者，很多医生是从胃阴虚去治，实际上患者脉弦细，是肝阴虚，肝阴虚比胃阴虚还常见，养胃阴经常不见效，就用茵陈、川楝子、麦芽从肝阴去治，这个是张锡纯的经典配伍，如一贯煎，方中用川楝子理气，又因其偏寒、不燥，可以避免在原本就阴虚的基础上再伤阴。茵陈疏肝兼利湿，有人会有疑问：阴虚可以用利湿药吗？茵陈这个药，很平和，在镇肝熄风汤中就用它。阴虚患者，疏肝不宜用柴胡，所以用茵陈。木来克土导致纳差用麦芽。镇肝熄风汤治疗阴虚风动，方中有很多潜降的药物，服药后出现消化系统不适，就用茵陈、川楝子和麦芽去理气，也可考虑用香橼和佛手，因为茵陈、川楝子、麦芽偏凉，香橼和佛手药性更平和。

3. 沉香和槟榔

沉香和槟榔这两味药都可以理下焦之气兼可以破气，是治疗便秘的一个配伍，如五磨饮——沉香、木香、槟榔、枳实、乌药，可以加大黄。如果不用大黄，去枳实、木香加人参即四磨汤，此方能够调节肠道气机，治疗下焦肝经有寒，肝主疏泄功能失常，导致的肠应激综合征，表现为持续或间歇发作的腹泻或便秘，因方中沉香暖肝散寒。

值得一提的是，木香不仅可以理气健脾还能够疏肝。所以木香配川楝子，有强烈的利胆、利胰作用，能够促进胆汁、胰液的排泄。所以，治疗胰腺炎的专家喜用木香配川楝子这组药对。

4. 陈皮和木香

陈皮和木香二者都可以理气，区别就在于，陈皮没有利胆、利胰作用，木香有这个作用，而且还能止痛，表现在木香能够镇静，所以也能够治失眠。如归脾汤治疗心脾两虚的失眠，方中就用木香。此外开胃药甘松，也常常用于心脾两虚证，因为甘松不仅能醒脾开胃，还能够宁心治疗心悸。所以心脾两虚的患者，除用木香镇静安眠之外还可以用甘松。

颠倒木金丸中，木香配郁金，能够利胆、利胰，也就是中医讲的疏肝利胆。所以用木香配郁金，不用陈皮，是有道理的。

5. 枳实和厚朴

枳实和厚朴这两味药都能理气。厚朴功擅除胀，不管是上腹胀满还是下腹胀满都可以用。上腹胀满用厚朴生姜半夏甘草人参汤，下腹胀满可用厚朴三物汤。枳实也能除胀，两个都是理气药，虚实错杂的腹胀，以实为主用厚朴30g配人参3g，除胀而不伤正，见效非常迅速，这是张仲景的办法。人参补气，能够增强消化道的力量，而厚朴行气，促进消化道的蠕动，这是人参与厚朴的配伍意义。

枳实一般不配人参，最常与白术配伍。白术健脾暖肌，能够增强消化道的肌力，促进消化道肌肉的发育，这种增强作用是缓慢的，而人参是快速的，立刻见效。而枳实可以收缩消化道的肌肉，所以枳实和白术经常一起配伍，叫枳术丸。补中益气汤加枳实，治疗脏器下垂如脱肛以及脱肛引起的便秘。枳实还有一个特点：生用（磨粉服）比煎汤效果好，例如五磨饮子中枳实生用的效果就很明显。厚朴与枳实是有区别的，厚朴常配人参，枳实常配白术。

厚朴多用破气，少用通阳（3~6g），病证以虚为主可以配更多的人参（6g）。厚朴不光治消化道疾病，还可用以皮治皮的方法治皮肤病，比如恶性黑色素瘤等。人参除了配厚朴，还常与莱菔子配伍，莱菔子可以拮抗人参补气造成饱胀的副作用。当然莱菔子与厚朴两者都有理气的作用，莱菔子能够理气、消痰、行水、通便（纵向作用）；厚朴能够理气除胀（横向作用）。所以厚朴通便常借助于大黄，而一味莱菔子大剂量就可以通便，比如三子养亲汤用莱菔子化痰行水，而且莱菔子内含有芥子素，所以还常常配白芥子。肿瘤患者就可以用莱菔子去皮里膜外之痰。

三、健脾、温阳类药对

1. 半夏和生姜

半夏和生姜二者都能止呕，张仲景的配伍"呕者加半夏、生姜"。他的很多方证有呕吐时都是加半夏、生姜。半夏擅长于化痰，而生姜擅长于温胃。当胃中有寒而不呕，比如胃中有留饮，用茯苓甘草汤治疗，方中就用生姜配桂枝、茯苓、甘草（苓桂术甘汤去白术加生姜）。苓桂术甘汤和茯苓甘草汤都治水饮停聚，不同的是两方中一个用白术健脾，一个用生姜温胃。因为后者饮停于胃，所以去白术，加生姜温胃，如果换成干姜就成健脾的药了。生姜擅长温胃，所以胃气上逆呕者加半夏、生姜；干姜擅长健脾，比如甘草干姜汤，治太阴虚寒，干姜温太阴脾阳。健脾气的是白术，补脾气的是人参，脾为湿困用茯苓。

2. 苍术和白术

苍术和白术二者都可增强脾胃运化功能。苍术更擅长健脾除湿，同时入肝经，还能够明目，治夜盲证主要是因为它含有维生素A。而白术有健脾补肌的作用，可增强肌力，能够升高白蛋白，对低蛋白血症导致的水肿（脾虚水肿）有特殊的疗效。所以苍术配白术，也是治疗木来克土的经典配伍之一，之前讲过化肝煎中青皮和陈皮的配伍偏攻，苍术配白术偏补。如方药中先生治肝硬化用苍牛防己汤，就是苍术配白术，这个药对配伍非常巧妙。

此外，白术生用通便，炒用止泻。因为白术含有挥发油可以通便，经炒制后挥发油散失，可以止泻。

3. 白术配防风

白术能够增强肌力补肌，治疗脾胃虚弱。防风是个胃肠道的疏风药，其挥发油能够促进胃肠道蠕动。在健脾的过程中，有时会引起患者消化不良纳差，比如健脾用人参就容易引起饱胀，用诸如莱菔子之类的药物容易破气，就配防风。这就是李东垣的升阳除湿之法。再比如治脾肾两虚，用熟地滋腻碍胃出现饱胀，就配伍防风。比如防己地黄汤治疗失眠，可以用大剂量的熟地补肾安眠，但是服用后会滋腻碍胃出现腹胀，就用熟地配防风。另外还有一味很温和的药——山药。山药能够健脾补肾，但是又没有熟地滋腻，我们经常用它治疗脾肾两虚的患者，如参苓白术散就用山药。

四、消食开胃类药对

1. 谷芽和麦芽

谷芽和麦芽两者都是芽胚，都能增强脾胃的升生之气，其中谷芽擅长开胃，麦芽擅长疏肝。所以谷芽配麦芽又是治疗木来克土的一个配伍。吴门验方七生散、枇杷养胃饮都用它们，而且生用。有的人喜欢炒用，认为炒用可以增加健脾的功能。实际上这两味药富含消化酶，生用见效更迅速。

2. 山楂和鸡内金

山楂和鸡内金，二者均能消食活血。其中山楂能够降低血脂，用于治疗高脂血症；而鸡内金能固精，治疗遗精、早泄，还能够化石治疗结石。

3. 莱菔子和神曲

莱菔子和神曲二者都消食，其中莱菔子能够化痰行水通便，神曲能够解郁安神。郁证经常导致纳差，朱丹溪的越鞠丸治五郁就是用神曲。

4. 黄连和大黄

大黄可以通便，但是酒炒以后，小剂量的大黄还能够治腹泻。黄连苦寒败胃，能够清胃火。胃居于心下，为君火（心）所生，所以泻心汤能够治胃的疾病。苦能燥湿开胃，小剂量黄连能够开胃。所以《温病条辨》的半苓汤黄连用一钱（3g），黄连1~3g煎服能够健胃，打粉吞服可用0.3~0.5g。

第五节　护膜法

一、黏膜——黏液屏障

现在我们来讲述脾胃病用药法里面的一个特殊内容，就是护膜法。我们的消化系统有一层黏膜组织，这层黏膜组织很嫩。黏膜组织和黏液构成了黏膜—黏液屏障，这个屏障对消化道很重要。因为消化道要分泌胃酸来腐熟食物，还要分泌胃蛋白酶、胰蛋白酶，来降解食物里的蛋白质为氨基酸。这些酶和酸，对人体消化道也有刺激，消化道组织上的黏膜—黏液屏障，可以保护我们的消化道，相当于皮肤对肌肉的保护。如果这个屏障受到损害，消化系统将会直接面临胃酸和蛋白酶的分解，会导致人体出现消化系统疾病。护膜法，就是用药物保护消化道的黏膜—黏液屏障，比如西药的铋剂，就可以保护这个屏障，服用铋剂以后，胃黏膜形成一层保护膜，避免受损害的黏膜组织接受胃酸、胃蛋白酶的刺激。

二、中药黏膜保护剂

中药也有黏膜保护剂，主要分为4类：

1. 草本药

草本类护膜药包括浙贝母、青黛、甘草、白及、山药、薏苡仁、莲子、芡实、茯苓、人参、粳米等。这些草本药有一个共同的特点：容易打成粉，能够在消化道形成一层黏膜。比如浙贝母容易打成粉，吞服之后能抑制胃酸，同时在胃黏膜上形成保护膜。对于肝火炽盛导致的消化道黏膜损伤，用青黛粉吞服（青黛寒凉容易损伤脾胃，对热象很重的才考虑青黛）可形成胃肠道保护膜。小剂量甘草粉有皮质激素样作用，除了保护消化道黏膜还能改善食欲，大剂量甘草刺激胃黏膜分泌大量胃酸，对消化道不利。白及粉也能形成一层黏膜保护膜，它是外科常用药物，还有山药、薏苡仁、芡实、莲子这些都是很平和的药，都能形成一层保护膜。人参粉也能形成一层保护膜，而且能促进组织的修复。冬天皮肤皲裂，一个常用的办法就是用甘油调人参粉外用，皮肤很快就能长好。山药、薏苡仁、莲子、芡实、茯苓、人参，就是参苓白术散，把参苓白术散打成粉，稍微炒一炒吞服，也能形成一层保护膜。白虎汤用粳米是为了促进石膏的溶出，但是粳米也可以在消化道形成一层保护膜。浙贝母、乌贼骨，就是乌贝散，它是抑制胃酸的经典方剂。

2. 金石药

金石类护膜药包括冰片、代赭石、灶心土等，也能够形成一层黏膜，但是作用不强。比如灶心土经过煎煮以后，土质变得比较稠，吞下去以后形成一层保护膜，但是这些药物作为保护膜其实很少使用。

3. 动物药

动物类护膜药包括龙骨、牡蛎、乌贼骨、瓦楞子、凤凰衣、鸡蛋壳、人工牛黄。人工牛黄太过寒凉很少用。乌贼骨、凤凰衣、鸡蛋壳，中医消化病学专家经常用这 3 个药物。乌贼骨配浙贝母，是非常有名的乌贝散。乌贼骨、凤凰衣（鸡蛋壳内的一层膜）能够形成保护膜，这是中医取类比象的思想。还有煅瓦楞子是动物的壳类，含有钙，钙本身能够抑制胃酸。

4.胶类药

胶类护膜药包括阿胶、猪肤白、鸡子白。这3种药物在《伤寒杂病论》里都有应用。阿胶熬出来是胶状，趁热喝下去，形成一层保护膜覆盖在消化道黏膜上。阿胶更主要的作用是可以治疗大细胞性贫血。大细胞性贫血导致黏膜炎，然后出现心烦、失眠，这种情况我们采用阿胶治疗。黄连阿胶汤治疗大细胞性贫血引起的黏膜炎，症见舌红、少苔、心烦、失眠、不想吃东西，实际上与胃炎机理一样。但是消化道疾病用阿胶的指征一定是舌红少苔，如果苔腻的人吃了阿胶，会影响消化。猪肤白含化，在《伤寒杂病论》用来治疗咽喉疼，它可以配半夏用。实际上皮肤皲裂就可以用猪油调人参粉外用。鸡子白稍微煮沸，不能过火，使蛋白处于初步固化状态，吃进去，在咽部和胃内都能形成保护膜。

三、中药黏膜保护剂的服法

（1）护膜药物首先要打粉。

（2）浓煎或文火水调（阿胶宜烊化，猪肤白久煎，鸡子白冲入），边煮边搅，呈稀糊状。

注意：鸡子白是冲入，就是用沸水冲鸡子白，高温不利于蛋白形成保护膜。

（3）饭后及睡前，每日服药4次。服用护膜药后进食，保护膜就会被破坏掉，不利于组织的修复，所以宜饭后和睡前服用。

（4）咽喉、食管疾病宜徐徐吞咽，食管疾病尚需变换体位，口腔疾病宜打粉吹敷患处。

（5）用药后尽量不要进食或饮水。

第六节 儿科脾胃病用药大纲

吾师段光周教授云："小儿之病，非脾即肺。"盖今世小儿优生优养，又无房劳纵欲，肾不自伤；更无七情内燔，心火不致暴张；亦无忧思愁苦，肝木不郁。小儿不知饥饱，不适寒温，大人过以肥美甘味，或多食零食，或手口不洁，加之小儿呼吸道、消化道黏膜屏障作用较弱，故病多从口鼻而入。故小儿之病，伤肺脾者十之八九，尤以脾胃为先，强居过半，伤心肝肾者不足十之一二。

凡病未有明确外感症状者，俱从脾胃治。小儿按腹硬满者，亦从脾胃治。母乳喂养不足者，脾胃多伤。现代医学认为消化系统是人体重要免疫器官。胃肠分泌型 IgA 在黏膜局部免疫中起重要作用，新生儿易患呼吸道、胃肠道感染，可能与 lgA 合成不足有关。产妇可通过初乳将分泌型 IgA 传递给婴儿。分泌型 IgA 可结合饮食中大量可溶性抗原以及肠道正常菌群或病原微生物所释放的热原物质，防止它们进入血液。食物引起的过敏反应在婴幼儿较多见，这与婴幼儿胃肠黏膜屏障尚未成熟而使食物蛋白质等较易进入体内有关。湿疹多因脾胃不足、喂食牛奶或其他高蛋白质辅食以致湿热内生（Ⅰ型食物变态反应），宜调饮食、健脾胃。

呼吸道、消化道黏膜下有大量浆细胞，它们是 IgA 和 IgE 的来源之一。lgA 可以分泌型（SigA）的形态分泌入呼吸道或消化道腔内，对黏膜起保护作用，它是黏膜局部免疫的主要效应分子，通过免疫排除作用尚可防止过敏原、毒素进入机体。许多补脾药可调节黏膜局部 lgA 和 IgE 水平，伴随 IgA 的上升同时 IgE 水平降低，从而对多种黏膜感染性疾病发挥治疗作用，这也正是中医扶正驱邪、培土生金等治法的重要机理。

小儿食积，最易遭受外邪，宜保和丸加神曲、藿香，或以藿香正气散加减。脾胃虚弱，托邪无力者，宜参苏饮。小儿胃火恒多有余，故外感一证，常用胃风汤（验方），或以凉膈散下之，中病即止，不可过剂。咳嗽、气喘久治不效者，应疑虫积（肠道寄生虫感染易引起Ⅰ型变态反应而出现支气管哮喘、喘息性支气管炎），皮肤湿疹、过敏性紫癜乃至小儿夜惊、易啼、磨牙、疳积等亦有因于虫积者，宜驱虫。倘能灵活把握脾肺二纲，小儿虽属哑科，其病昭然。

第七节　脾胃补泻用药法

欲复升降，先平阴阳。太阴阳明阴阳异性而体用不同，故脾阳胃阴，脾阴胃阳不可偏执。养胃阴，宜甘寒柔润，寓通于补。《临证指南医案》云："阳土喜柔偏恶刚燥，若四君、异功等，竟是治脾之药，甘濡润，胃气下行，则有效验。"补脾阳，宜辛甘温通，若厚朴、法夏、枳实、草果、砂仁之属，以通为补。《临证指南医案》云"脾阳受伤，腑病以通为补，与守中必致壅滞。""大凡脾阳宜动则运，温补极是，而守中及腻滞皆非。"养脾阴，宜甘淡，守中有通，阴虚而不夹湿者，尤宜甘酸。故仲景枳朴承气，治在腑阳；叶桂甘凉濡润，治在胃阴；东垣大升阳气，治在脾阳；慎斋甘平淡渗，治在脾阴。

阴阳调和，胃神乃安。若口有异味，咽有凝痰，呃逆频频，气吞腹胀，胃痛时作，腹中气窜，二便不调或情志不调则痛泻顿作，或伴心烦失眠、头昏易惊，症状与体征不相吻合（症状重而体征轻），述症复杂多变或离奇难辨，多次实验室及器械检查消化道皆未见明显异常者，乃胃神浮越之故，多属现代医学所谓胃肠神经官能症范畴。法当开郁安神，而阴阳逆乱、气化失司诸症不治自除。

第八节　脾胃病用药禁忌法

诸药皆偏，每致损脾碍胃，故诊病施治，须顾护胃气。欲护胃气，药有五忌：一忌苦寒败胃（实火宜之，虚火不宜）。二忌辛散耗气（气滞宜之，气虚不宜）。三忌甘寒中满（阴虚宜之，湿热不宜，呕家忌甘）。四忌淡渗下气（湿停宜之，气陷不宜）。五忌阳明发汗利小便，重损津液；太阴忌下，重伤阳气。《伤寒论》云："若下之，必胸下结硬。"又云："太阴之为病，脉弱，其人续自便利，设当行大黄、芍药者，宜减之，以其人胃气弱，易动故也。"凡损胃之药，均宜饭后或饭中服用，凡影响水谷运化之药，均宜餐后 2~3 小时服用。脾胃本病，病愈十之八九而其根不除者，乃药之故，停药则病有痊愈之机。

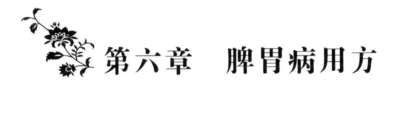

第六章 脾胃病用方

一、厚朴类处方

1. 厚朴生姜半夏甘草人参汤与半夏厚朴汤

厚朴生姜半夏甘草人参汤与半夏厚朴汤的区别在哪里？厚朴生姜半夏甘草人参汤治疗的是"发汗后，腹胀满"，以除胀满为主，所以君药是厚朴，臣药是半夏。半夏厚朴汤治疗的是嗓子疾病，所以君药是半夏，臣药是厚朴。《千金方》里面还补了一句治"心下坚"，讲半夏厚朴汤不仅治疗《金匮要略》"咽中如有炙脔"，还治疗"心下坚"。什么叫"心下坚"？就是指上腹胀满，摸着压力很高。这就是胃内的压力高，导致食物由胃向食管反流，刺激咽喉。胃食管反流病就可以刺激咽喉，出现咽喉的不适，这种患者也适合用半夏厚朴汤。方中的半夏是治咽喉疾病的专药，厚朴可除阳明胃的胀满。

厚朴生姜半夏甘草人参汤治"发汗后，腹胀满"。我们讲过太阴脾虚之人用麻黄汤发汗以后，容易导致腹胀满。这种腹胀满属于虚实错杂，所以方中用人参、甘草。半夏厚朴汤治的是咽喉不适，这种人多了痰邪，咽喉不适的人经常咳嗽咯痰，所以用苏叶、茯苓化痰止咳。两方都有半夏、生姜、厚朴，半夏厚朴汤多了茯苓助半夏化痰，苏叶助厚朴和胃、除心下坚满，以减轻胃的压力，促进食物向肠道排空，防止反流；厚朴生姜半夏甘草人参汤多了人参、甘草健脾，治疗脾虚气滞。

根据处方名字、主证及临床来看，《千金方》补的"心下坚"是有一定道理的，半夏厚朴汤确实可以治疗上腹胀满。对于由于胃的压力增高导致食管反流刺激咽喉而产生的咽喉慢性症状，用半夏厚朴汤治疗是有效的。所以，《千金方》补"心下坚"三个字是有意义的。这三个字是否是张仲景的原文？我不知道，请大家思考。大家一定要注意，张仲景的东西，哪怕是处方的名字，用意都很深。

2. 厚朴三物汤与大、小承气汤

"发汗后，腹胀满，厚朴生姜半夏甘草人参汤主之"，厚朴生姜半夏甘草人参汤治的是虚实错杂的腹胀满，虚指太阴脾虚，实指气滞。如果腹胀满不是虚实错杂证，而是纯粹的实胀，那是厚朴三物汤证。

厚朴三物汤以厚朴为君，加枳实、大黄。此方的治证特点是：由于胃肠道蠕动功能减退导致腹胀满，同时影响大便排出。腹胀时肠胃蠕动功能是减退的，会影响大便排出，同时大便积滞，也会影响胃肠道的蠕动。我们讲过"胃实而肠虚，肠实而胃虚"，胃肠道的运动是分段、分节的运动，如果有饮食积滞停留，也会抑制肠道的蠕动。比如吃得很饱、难以消化时，大便不通，肠道蠕动减退，就会腹胀满，这种情况不是厚朴三物汤证，而是小承气汤证；如果大便坚硬，就是大承气证。

厚朴三物汤与小承气汤的区别是什么？一个以大黄为君，一个以厚朴为君；一个治的是因胃肠道蠕动功能减退导致的大便排出困难，一个治的是因饮食停滞抑制了胃肠道功能的蠕动。

3. 厚朴七物汤

与厚朴三物汤证相比，还有一种情况，感染发烧以后，也会抑制胃肠道的蠕动，导致发烧时不想吃东西。这是因为发热之后有炎症（我们叫作中毒症状），炎症分泌的细胞因子抑制肠道蠕动，导致肠道功能减退。《金匮要略》讲："病腹满，发热十日，脉浮而数，饮食如故，厚朴七物汤主之。"这种由发烧所引起的胃肠道蠕动功能减退是厚朴七物汤证。除此之外，还有另一种由发热引起的胃肠道功能减退：白虎汤证大热、大汗、大渴、脉洪大，也会引起胃肠功能减退，导致大便不好解，出现痞、满、燥、实、坚的小承气证、大承气汤证。区别在于，白虎汤证的发热是热性的发热，厚朴七物汤证的发热是寒性的发热。

　　大家知道，发烧有好多种原因，不一定都是有热的，不是说发烧都是白虎汤证，也不一定转为承气汤证。如果是桂枝证，"发热十日"也会因发热导致腹胀满，此时用厚朴七物汤，即在厚朴三物汤的基础上加桂枝去芍药汤。如果用麻黄发表之后，麻黄含有的伪麻黄碱，抑制消化道的蠕动，也会引起胃肠道功能减退，此时用厚朴生姜半夏甘草人参汤。如果是支气管哮喘患者，肺与大肠为表里，也会抑制胃肠道功能，此时用厚朴麻黄汤，方中的厚朴可拮抗麻黄抑制肠道蠕动的副作用。

二、丹参饮、瓜蒌薤白半夏汤

　　从中医的角度上讲，治疗心脏疾病有一个寒化与热化的问题。治疗心脏的寒化方其实有三个：丹参饮、枳实薤白桂枝汤、瓜蒌薤白半夏汤。丹参饮（丹参、檀香、砂仁）用檀香定位在膻中穴，它是一个治疗寒化的方。对举瓜蒌薤白半夏汤和丹参饮：瓜蒌对应丹参，薤白对应檀香，半夏对应砂仁。这两个方的区别是什么呢？瓜蒌薤白半夏汤是重在治痰，而丹参饮重在治瘀，心脏疾病常常痰瘀互结，这两个处方可以合在一起用，它们都是治疗寒化的方。

　　治疗心脏的热化代表方是小陷胸汤：瓜蒌、半夏、黄连，与寒化方瓜蒌薤白半夏汤对举就是：把黄连变成薤白。小陷胸汤"正在心下，按之则痛"是贲门炎。其实这些处方可以很简单地把关系捋清。

三、吴茱萸汤与半夏干姜散

　　我们将吴茱萸汤和半夏干姜散相比较，吴茱萸汤与半夏干姜散都治干呕、吐涎沫，这两个处方的主证都一样。吐涎沫就是因为消化道液体分泌太多。抑制消化道液体分泌的方法有很多。比如说口腔的液体分泌过多用半夏治疗。小柴胡汤去半夏加天花粉是因为口腔液体分泌少了，所以去半夏加天花粉。比如用小青龙汤去麻黄加附子治疗由于食道梗阻引起大量液体分泌导致的吐涎液。再比如说五苓散治疗水逆证的吐水。还有肠道液体分泌过多引起的下利便溏，我们用四逆汤、理中丸等。所以抑制液体分泌最常用的几个药有半夏、干姜、吴茱萸。所以半夏、干姜配伍成半夏干姜散能治疗唾液分泌过多的问题。半夏从阳明治，干姜从太阴治。太阴、阳明两条经互为表里。治疗痰液多而清稀的小青龙汤里有半夏、干姜，吴茱萸汤或是鸡鸣散里有吴茱萸。

半夏干姜散和吴茱萸汤证都有干呕、吐涎沫，怎么区别呢？主要有两个区别：第一，吴茱萸汤兼四逆，《伤寒杂病论》讲："少阴病，吐利，手足逆冷，烦躁欲死者，吴茱萸汤主之。"它是厥阴病的处方，少阴就已经见四逆，三阴递进，所以吴茱萸汤也见四逆。少阴病也多见"吐"，四逆汤就可以治吐，它与吴茱萸汤不一样。怎么不一样呢？厥阴病的特点是冲逆，比如胸满、心烦、头疼，是一步一步往上攻冲的症状。干呕、吐涎沫，兼有四逆或者冲逆的症状，就可以定在少阴、厥阴经。如果不见四逆，那是太阴阳明经的问题，那就是半夏干姜散。吐涎沫兼见四逆至少在少阴经，再见冲逆，就是吴茱萸汤证。

但是有一个问题，《伤寒杂病论》说："食谷欲呕，属阳明也，吴茱萸汤主之。得汤反剧者，属上焦也。"吴茱萸汤是治阳明病的吗？我明确告诉大家，吴茱萸汤根本不是治阳明病的，吴茱萸汤是治厥阴病的，这条讲的就是厥阴木来克土。《伤寒杂病论》这种写法很多，比如在少阴病篇讲四逆散属少阴病，但是四逆散根本不是治少阴病的方，它属少阳。还有白通加猪胆汁汤，明明是一个厥阴转出少阳的处方，偏偏写在少阴病篇，这就是《伤寒杂病论》的写作特点，相应的症状出现在哪一条经，常常就归在哪一条经。张仲景把很多症状类似的疾病归在一条经去写，使得我们能够反复去鉴别，但是当我们对《伤寒杂病论》的理解不是很通的时候，就会把本不是阳明病的条文认为是阳明病。四逆散有人认为它是治疗少阴病的，白通加猪胆汁汤也有人说是治疗少阴病的，吴茱萸汤也有人认为是治疗阳明病的，实际上张仲景是把它列在那里，与本病相鉴别。"食谷欲呕"与厥阴病提纲"饥而不欲食（厥阴之为病，消渴、气上撞心，心中疼热，饥而不欲食，食则吐蛔，下之利不止中的"饥而不欲食"）"是一个意思。所以"食谷欲呕"就是厥阴病，列在阳明篇，是为了和阳明病相区别。如果我们没有习惯张仲景的这个写作方法，就会觉得错乱。"食谷欲呕"很多见，肿瘤科做完化疗，各种形式的呕吐都有，好多病人不吃东西不吐，一吃东西就吐，就是"食谷欲呕"。

　　六经为病脉证提纲，是很有意思的。"厥阴之为病，消渴，气上撞心，心中疼热，饥而不欲食，食则吐蛔"，就是指的冲逆，由于冲逆，气上冲胸。《金匮要略》"呕而胸满者，茱萸汤主之"，就是讲厥阴病气上冲胸。"心中疼热"比如左金丸证，反酸烧心，也是厥阴病的一个特点。"饥而不欲食，食则吐蛔"就是"食谷欲呕"。六经为病脉证提纲应该是先有阴阳总纲，辨病发于阴，病发于阳，然后就是辨真热假寒，真寒假热，之后就要去研究六经为病脉证提纲，之后再去定三阳在经在腑，三阴寒化热化，基本上这样读《伤寒论》，前后就可以贯通，不至于把吴茱萸汤当成阳明病的方。

四、温胆汤

1. 温胆汤和清胆汤的鉴别

　　中医有个温胆汤也有个清胆汤，就是蒿芩清胆汤，在温胆汤基础上加了青蒿和黄芩清热，它走少阳经。治疗少阳经夹湿除了蒿芩清胆汤，还有甘露消毒丹；不夹湿用小柴胡汤，蒿芩清胆汤是用来治疗伏邪的。如何确定使用温胆汤呢？①温胆汤证患者眼神朦胧，清胆汤证患者眼神炯炯，朦胧与炯炯比较容易判断。②苔腻。③舌头两边有两道唾沫形成的白沫线，那是痰湿形成了郁证。痰湿蒙蔽神窍，心情不好，睡眠不好，产生了西医讲的神经官能症——抑郁症。

2. 温胆汤方解

（1）半夏

半夏这个药"半夏而成"，能交通阴阳，用量为 30~60g，温胆汤常常用制半夏。《黄帝内经》有个半夏秫米汤，就治疗失眠。如果觉得半夏交通阴阳的力量不够，还可以加夏枯草，它是"半夏而枯"，两个药物都是在夏季中间产生的药物，都能交通阴阳。

（2）生姜

半夏配伍生姜，就是张仲景的生姜半夏汤，专门治烦闷异常，生姜用量 30~60g。因为痰阻神窍，生姜这个药还开窍，如果觉得力量不够，就加石菖蒲，可以帮助生姜开窍，化痰还可以配远志，用量 30g，要注意剂量。

（3）茯苓

茯苓《史记》上叫"茯灵"，《金匮要略》：治疗魂魄远行、梦多、失眠，用 30~60g，一个药就有效。

（4）枳实

枳实如果治疗便秘，要重用 30~60g，如果用 30g 枳实，大便也不通的话，就要考虑到痰的问题，应加瓜蒌，可治疗痰秘（大便黏腻气味大，如厕后便器不容易冲干净），可以用全瓜蒌或者瓜蒌仁，瓜蒌仁通便更好，再不行加礞石、大黄。如果湿秘日久加猪牙皂 10g 就能通，它也是治便秘非常好的药，这个源自《温病条辨·下焦篇》。

（5）竹茹

竹茹这个药《金匮要略》里面就有，可以除烦止呕，它与茯苓配伍可以安眠，酌情用量 30~60g。这个药也不是特别苦寒，南方人经常用来泡水喝。

（6）甘草

甘草这个药，痰湿病人用量要轻。

（7）橘皮

橘皮在《金匮要略》也有，橘枳姜汤治"胸痹，胸中气塞、短气"，它也化痰，如正气散。正气散的"正气"是相对邪气的，正气散里有芳香药，芳香可以避垢，"垢"就是腻苔。正气散可以治疗肠道炎症伴有食欲差、苔腻、积食等。精神系统也有"垢"（秽浊之邪），有的人梦到神神鬼鬼，用芳香的办法有效果。陈皮可以配木香，木香不光理气和胃，还可以安神开窍，很多安神药里都用到木香。

如果解郁的话，就加郁金，郁金的名字有个"郁"字，中药很多功效都包含在名字里了。再加白矾，就是白金丸，可以更好地化痰，白矾短期服用一两周没问题。

温胆汤加黄连辛开苦降。有的病人胆小怕惊，家里有人说句话都会吓到他，治疗的话寒用温胆汤，热用清胆汤。胆小怕惊不光是胆的问题，《金匮要略·五脏风寒积聚篇》说："心气虚者，其人则畏。"心气虚也会出现怕惊，心气虚用桂枝甘草汤类处方加龙骨、牡蛎，这也是一个思路。

第七章　口腔病

第一节 复发性口疮

本病很常见，可形成口腔溃疡，巨大的口疮容易癌变，即口腔癌。本病有两个特点：反复发作和可以癌变。

一、发病诱因

反复发作的诱因是什么？第一，疲劳，比如熬夜；第二，经期，女性在月经期口腔溃疡容易复发；第三，上火，吃刺激性食物。在西医看来，复发性口腔溃疡本质上是个血管炎，既可以表现为一个独立的自身免疫性疾病，也可以合并在其他自身免疫疾病中，所以其他自身免疫病也可以见到口腔溃疡。它的本质是抗原抗体复合物沉积在血管，是针对血管的炎症。西医的说法是抗体细胞介导的细胞毒性作用（ADCC），属于Ⅲ型变态反应。变态反应分Ⅰ、Ⅱ、Ⅲ、Ⅳ型，这里涉及西医知识，不再详述。

口腔溃疡本质上是血管炎。口腔上层是黏膜上皮，下面是血管，血管炎反复发作，导致血管不通，缺少血液的供应，导致黏膜的坏死脱落，就形成一个个口疮，所以说它发自血分。为什么吃上火的、刺激性食物容易导致复发呢？当吃刺激性食品的时候，这些辛辣食品能够作用于血管，使血管扩张，导致血管充血水肿，诱发血管炎，加重血管的炎症。比如辣椒，就可以扩张血管，导致血管充血、水肿，所以要忌辛辣上火的东西；疲劳导致免疫力低下，细胞免疫低下，体液免疫活化；熬夜影响皮质激素的分泌，而皮质激素可以抑制自身免疫的应答，熬完夜有黑眼圈，与皮质激素分泌不足有关；妇女经期出现的口疮，与雌激素出现"峰值"有关，排卵后雌激素、孕激素快速分泌达到峰值，未经受孕后孕激素下降，导致月经产生，而高雌激素水平活化体液免疫，发生自身免疫应答，所谓"火降血下"，可用大剂量的牛膝降火，使月经通畅，口疮就能缓解。

二、鉴别诊断

这里要区别一个疾病——大细胞性贫血。由于叶酸、维生素 B_{12} 缺乏导致的大细胞性贫血，也会发生黏膜炎。因为黏膜细胞是快速增殖更新的细胞，需要叶酸、维生素 B_{12} 来合成，当叶酸、维生素 B_{12} 缺乏时会导致黏膜的炎症，黏膜上皮脱落，形成溃疡，也就是中医讲的"镜面舌"。舌上黏膜脱落了以后，吃辣的觉得很辣，吃烫的觉得很烫，吃东西很难受，老百姓说"砂得慌"。这种情况，一个原因在于黏膜脱落出现镜面舌，舌面无苔，食物直接刺激舌头，导致疼痛不适；另一个原因是叶酸、维生素 B_{12} 的缺乏导致神经系统兴奋性增高，表现为失眠、心烦不得卧。镜面舌加心烦不得卧，是黄连阿胶汤证，这种黏膜炎和复发性口疮不同，不是免疫病，而是叶酸、维生素 B_{12} 缺乏导致的，要相互区别。复发性口疮不一定导致镜面舌，很多原因都可以见到。

三、典型方剂与验方

中医有很多方剂可以治疗复发性口疮，比如导赤散，方中有竹叶、通草、甘草等药物。导赤散可以通治各种口疮，有人会疑惑：阳虚的人可以用导赤散吗？我说阳虚加附子，导赤散中的竹叶就是治疗口疮的专药，既是嫩叶，又能够引心火下行，它能够治头面的热，如《金匮要略》的竹叶汤（竹叶、葛根、防风、桔梗、桂枝、人参、甘草、附子、大枣、生姜），治"产后中风，发热，面正赤，喘而头痛"，这是上焦有热。产前忌温，产后忌凉，除非产后发生明显的热性的感染性疾病可用寒凉药，否则用了太凉的药会寒凝胞宫。但产后有热时，可用竹叶，还有葛根、防风、桔梗，因为有中风，可用防风。发热可用葛根解热，产后忌凉，阳虚加附子，气虚加人参、姜、枣，呕剧者加半夏。

由此可见病证症有机结合的思想，上焦有热用竹叶，下焦有寒用附子，竹叶汤证有"发热，面正赤，喘而头痛"，导赤散证有口疮。竹叶汤治产后有热可以用竹叶，导赤散也可以用竹叶清上焦，竹叶汤证产后忌凉，阳虚的人也要忌凉，所以可用竹叶配附子，而且竹叶还是治疗口疮的一个专药，病证症有机结合，这是我们的一个重要的学术思想。

用附子泻心汤也可以治疗复发性口疮。因为有口疮、舌尖红，用黄连；木生火，用黄芩；阳虚用附子，这就是附子泻心汤，是典型的"冬伤于寒，春必病温"。治疗口疮，可以用玉女煎——白虎汤加地黄、牛膝。为什么白虎汤加地黄、牛膝？火降血下，地黄补肾，牛膝引火下行，针对上实下虚、肾精亏虚的患者治疗尤效。还有补中益气汤，针对气虚所致的口疮，李东垣在此基础上随四季及证加减，比如舌尖红的加黄连，夹湿的用黄柏。张锡纯用黄芪配知母等，这些处方都能够治疗复发性口疮。

下面重点讲一下吴门验方枇杷清胃饮。

【组成】枇杷叶 12g　生甘草 9~30g　生麦芽 30g　生谷芽 30g　竹茹 9g　芦根 30g　白茅根 30g　通草 30g　淡竹叶 30g　茵陈 30g

【主治】各种口腔溃疡，尤其放化疗导致的口腔溃疡。

枇杷清胃饮是导赤散的一个变方，增加了原方中的树皮、草根、嫩芽，可滋生胃气长出薄苔。用枇杷清胃饮，根据寒热虚实调节，有热的清热，有寒的散寒，正虚的扶正，肾虚的补肾，通治各种口疮。口疮不仅发生于口腔黏膜，还多发于舌部。如果是整个舌苔的黏膜脱落了，就会形成镜面舌；如果局部舌苔脱落，那就是口疮。中医讲"苔如地上之微草，由胃气而生"。苔其实就是角化的上皮，上皮脱落就形成了口疮。既然苔如地上之微草，"地"就是我们的胃气，"微草"指薄薄的一层舌苔，由胃气所生，那我们就用草皮、嫩叶、胚芽和细的根茎来治疗。方中枇杷叶、生麦芽、生谷芽，都是胚芽、嫩叶。生甘草用 9～30g，如果气虚很明显，重用生甘草，以土制火。还可以用很好的蜂蜜（优蜜）去炮制甘草，因为蜂蜜有强力的抗炎作用；还可以加薄荷叶，白茅根、芦根等嫩茎。竹茹是竹的二层外皮，茵陈蒿是青蒿的嫩草，也叫绵茵陈；通草 30g 另煎取其汁水，然后再下其他药。这些树皮、嫩芽、草根、嫩茎不能久煎，煎微沸即可，这是张锡纯的办法。什么叫微沸？见芦、茅二根漂动就可以了，一煎即可，再煎的话效果就不好了，也可以煎汤代茶饮，治疗各种口腔溃疡，对大细胞性贫血有效，化疗导致的口腔溃疡也有效，复发性口疮也有效，各种口腔溃疡不论寒热虚实都有效。

有人会问：中医要辨证论治，你说这个方对免疫病有效，对化疗导致的消化道毒性反应的口疮也有效，对大细胞性贫血还有效，难道不论寒热虚实都有效吗？因为枇杷清胃饮是用寒热虚实进行调节，有热的清热，有寒的散寒，正虚的扶正，肾虚的补肾。实际上枇杷清胃饮之所以通治各种口疮，原因是复发性口疮有几个病机：第一，它是口腔黏膜的病变，枇杷清胃饮含有很多的嫩叶、嫩茎和胚芽，富含各种维生素，补充维生素可以促进黏膜的恢复。比如叶酸、维生素 B_{12} 缺乏导致的口疮，使用富含维生素，尤其是 B 族维生素的中药，就能促进黏膜上皮的恢复，所以不管是化疗引起的口疮，还是大细胞型贫血引起的黏膜炎的复发性口疮，都可以针对这些黏膜病变进行治疗。本方是导赤散的变方，增强了导赤散的作用，通治各种口疮，不需要辨证，但是辨证可能会增强疗效。这种复发性口疮的机理是血管炎导致的黏膜病变，血管炎是黏膜下血管的炎症，是原因，黏膜病变是结果，血管炎导致黏膜的坏死脱落出现口疮，所以要去治疗血管炎。炎症转出少阳，要用黄芩去清，所以复发性口疮适宜用黄芩配细辛，这是治疗口疮常用的配伍之一。

转出少阳之后，还可以随证化裁。观察舌苔，舌的中部是胃所主，如果有胃热的可以加黄连、石膏。大便不通加大黄，栀子也能清热解毒。舌尖红用黄连清心火。假如有相火妄动的，用知母、黄柏。黄柏是皮，以皮治皮，也能治疗黏膜炎症，也可以用封髓丹（黄柏、砂仁、甘草），黄柏治皮，针对黏膜的病变，砂仁固肾，固肾就能够调节内源性激素分泌，甘草直接补充激素，抑制炎症。口疮是舌下黏膜的血管炎，加芍药、牡丹皮、荆芥，这三味药不仅凉血活血，还是免疫抑制剂，口疮发出来之后就要用免疫抑制剂来减轻它的炎症反应。反复发作性口疮是自身免疫病，也是伏邪，是伏邪就大多存在气虚，所以补中益气汤也能治疗口疮，我们用竹叶配黄芪；"冬伤于寒，春必病温"，阳虚的患者用竹叶汤，淡竹叶配附子；肾精亏虚的患者用玉女煎，竹叶配地黄、牛膝，火降血下。伏邪温病的基本病因，从正气来讲就是气虚、阳虚、精虚，"冬伤于寒，春必病温，冬不藏精，春必病温"。正邪不争和正邪分争，这是属于气的范畴。针对病机，也可以从气虚、阳虚、精虚去考虑。气虚的，补中益气汤合封髓丹，阳虚的合封髓丹，肾精亏虚的也可以合封髓丹。吴门验方有五个封髓丹，都能治疗口疮。在封髓丹的基础上可以加枇杷饮，枇杷叶、竹叶、芦根、谷芽、麦芽、甘草等，滋生胃气，以生发微草即舌上薄苔，其实就是补充B族维生素来促进黏膜的修复。

我们做一下总结：复发性口疮属于Ⅲ型变态反应，体液免疫亢进，细胞免疫不足，气虚用补中益气汤，可以调节人体的免疫功能；竹皮大丸，玉女煎可以调节人体的内分泌和激素以抗炎；枇杷清胃饮利用维生素可以恢复人体的黏膜上皮，治疗黏膜病变，任何证型的口疮都可以用。抗炎、转出少阳，用黄芩，再根据清心、清胃随证加减化裁。特别要记住，口疮是血管炎，要加凉血药、芍药、牡丹皮、荆芥等，黄芩汤就是这个配伍，再用维生素抗炎，气虚的用免疫调节剂，阳虚精虚的用内分泌调节剂（激素）。气虚，阳虚，精虚，是伏邪的内因，即"冬伤于寒，冬不藏精，正邪分争"，3个内因导致了血管炎症，而血管炎导致了黏膜病变，长期口疮导致肿瘤，即口腔癌，就是伏邪成窠。

第二节　齿衄

一、齿衄概述

齿衄，就是牙龈出血，刷牙或吸牙龈就有出血。牙龈出血是我们常见的一个口腔疾病，常见于牙周炎、肝硬化。

肝硬化患者容易口腔出血，这是肝硬化的一个特征性表现。齿衄的治疗在《黄帝内经》就有介绍。《素问·腹中论》云："帝曰：有病胸胁支满者，妨于食，病至则能闻到腥臊臭，出清液，先唾血。""唾血"是口水里面有血，是牙龈出血。"四肢清，目眩，时时前后血，病名为何？何以得之？岐伯曰：病名血枯，此得之年少时，有所大脱血，若醉入房中，气竭伤肝，故月事衰少不来也。帝曰：治之奈何？复以何术？岐伯曰：以四乌贼骨一藘茹二物并合之，丸以雀卵，大如小豆，以五丸为后饭，饮以鲍鱼汁，利胁中及伤肝也。"从文中我们得知"血枯"的原因是肝脏受损伤，则胸胁支满，肝气不实，不想吃东西，病至则能闻到腥臊臭，我们叫肝臭。肝功能不全的人，可以闻到肝臭，那个味道很特殊，做过传染科、肝病科的医生，闻一次这辈子都忘不了，未闻过则是纸上谈兵。

齿衄的主要原因：一是血小板减少，二是凝血因子减少。肝脏病人会血枯，出现红细胞减少，血小板减少，合并脾亢，导致唾血。齿衄也可以是凝血功能障碍。肝脏是合成凝血因子的重要器官，肝硬化、肝功能不全导致肝脏不能合成凝血因子，或者合成减少，就容易出血。所以齿衄的出血原因很复杂。

齿衄用茜草和地骨皮治疗。上牙龈属天，下牙龈属地，牙龈出血，往往是下牙龈，所以用地骨皮。地骨皮是治疗血小板减少造成下牙龈出血的一个特异性药物。茜草是四乌贼骨一芦茹丸里的芦茹。茜草入肝经，能够治疗凝血因子减少造成的牙龈出血。《金匮要略》的肝着汤也治疗肝脏疾病，其中茜草保肝、活血、利水、止血，能够治疗凝血因子减少导致的出血，它是一个止血药，止血又补肝。《黄帝内经》的四乌贼骨一芦茹丸用茜草与《金匮要略》的肝着汤用茜草一样，是前后一贯的，中医理本一贯。治疗牙周炎引起的齿衄还需要加马齿苋。马齿苋是一个清热凉肝药，能够壮齿，治疗牙周炎。地骨皮治疗血小板功能障碍引起的齿衄，茜草治疗凝血障碍引起的齿衄，一个用来止血，一个用来凝血，再有马齿苋抗炎，这是治疗牙周炎的一些基本药物，当然还要随证化裁，如牙龈是肉，牙龈萎缩补脾；肾主骨，牙齿属肾，牙齿松补肾。

二、吴门验方

1. 止血饮

【组成】仙鹤草 30g　白茅根 30g　地骨皮 30g　侧柏叶 30g　茜草 30g　藕节 10g　三七粉 3g　地榆 10g

【主治】出血。

【加减】肿瘤出血加龙葵 30g。

　　吴门验方止血饮是专门用来治疗出血的处方。止血饮是一个对症的方，需要随证化裁，比如心火炽盛，应该在黄连阿胶汤的基础上合上止血饮。胃气上逆引起的呕血，就要用代赭石、竹茹等平冲药，再合止血饮。阳虚的失血，黄土汤合上止血饮。

　　止血饮中仙鹤草、白茅根、藕节、侧柏叶止血。侧柏叶止血见于《伤寒杂病论》柏叶汤。实际上止血饮就是在柏叶汤基础上加仙鹤草、白茅根、藕节来增强侧柏叶的止血作用，还要加地骨皮。地骨皮是特异性升高血小板的药，能增强血小板功能。我们说精血同源，地骨皮是枸杞子的根，肾精化血，所以它能够治疗下牙床的疾病。用地骨皮觉得力量不够加上地榆。地骨皮和地榆都能升高血小板。光升高血小板还不行，还要加上茜草，增强凝血功能。四乌贼骨一芦茹丸，就用茜草治疗肝损伤导致的唾血。肝硬化，凝血因子减少导致的唾血也要用茜草。

　　三七具有补气、补血、活血、止血四大功能。失血之后血虚，需要补血，三七补气补血。气有余便是火，上火引起出血增加。人参虽然补气，但容易上火，所以止血饮用小剂量三七，不用人参。出血以后容易形成瘀血，离经之血便是瘀血。三七能够活血，又能够止血，大剂量三七活血作用明显，小剂量三七止血作用明显，所以止血饮中三七用3g。茜草在这里增强三七的凝血功能，再加地骨皮和地榆，升高血小板，加强止血功能。地榆不光升高血小板，还特别适合治疗便血，白茅根又特别适合治疗尿血，侧柏叶擅于治疗咳血。如果是肿瘤出血，加止血草（龙葵）（龙葵的使用源自张锡纯）。方中还有仙鹤草：第一，仙鹤草能够明显增强凝血功能，第二，能够增加血小板止血功能，更重要的是仙鹤草能够补气。它和三七配伍，这两个药共用能发挥补气摄血作用，而且非常温和，不像人参、黄芪容易上火。还有一个止血专药藕节，专门收敛止血。收敛止血之后用三七，以防止血留瘀。

止血饮配伍思维很严密，治疗出血非常有效。

2. 无名牙痛方

【组成】防风 9g　细辛 3g　升麻 6g　生地 15g　丹皮 9g　青皮 12g

【加减】左上牙：羌活，龙胆草；左下牙：黄芩，栀子；右上牙：大黄，枳壳；右下牙：黄芩，桔梗；上门牙：知母，黄柏；下门牙：白术，石膏。

此方是朋友赠送，已不能确定出处。

无名牙痛方，这个不是我的方。这是我读硕士研究生时，朋友送给我的一个方。我已经忘掉是哪个朋友送给我的验方，说不出这个处方的出处，在这里我向朋友诚挚致歉。所以给这个验方取名无名牙痛方，它治疗牙疼效果很好。

无名牙痛方，其实只有 6 味药，肾主骨生髓，牙齿属于骨的范畴。方中细辛、生地是九味羌活丸架子。这两个药功在少阴寒热和温补。细辛温少阴，祛少阴之寒；生地补少阴，清少阴之热。生地配细辛治疗少阴伏寒伏热，肾虚明显再加熟地。一个方指出了最基本的配伍，可以随证加减。

牙痛有热，防风配升麻升阳散火，这是李东垣的思想。青皮、丹皮源于张景岳的化肝煎，用来清肝火。有人说青皮、丹皮是张景岳的，那么张仲景的八味肾气丸也用丹皮。升麻、防风是李东垣的，其实张仲景的防己地黄汤也是这个架子，防己地黄汤就有防风配地黄。中医的理论从来都是一贯的，所以我们说古今一统。升麻、防风升阳散火，加生地、细辛固少阴来治牙疼。

左边牙疼治肝胆。左上牙疼，加羌活、龙胆草，治胆。左下牙疼，加黄芩、栀子治肝。右边是肺与大肠，右上牙疼加大黄、枳壳治大肠。牙疼兼有便秘的人，首先要通大便，也可以用枳实。右下牙疼，加黄芩、桔梗治肺。上门牙疼加知母、黄柏治肾，实际上心和肾都在上门牙，肾虚的人上面门牙最先掉。为什么上门牙疼用知母、黄柏，下门牙疼用白术、石膏呢？天一生水，地六成之，上门牙齿候天，人生于地，悬命于天，上门牙候心肾用知母、黄柏。下门牙齿候地，所以从脾胃去治，用白术、石膏。如果下门牙牙齿松动、脱落、出血，加地骨皮和地榆升高血小板止血。如果伴有牙周炎，牙周红肿加马齿苋。如果上下门牙都松动就合起来用药，或是因为脾虚，或是因为肾虚，也可能太阴传少阴，脾肾两虚。

无名牙痛方根据牙齿的疼痛部位不同进行六经分治。我们用药都比较轻，这是示人以法，比如阴虚重生地用60g。需要快速镇痛细辛也可以加量。细辛不过钱，是指口服，煎剂可以增加细辛用量，来增强镇痛作用。

三、口腔异味

口味异常就是个人出现异常的口感，包括口苦、口臭、口腻、口淡、口甜、口咸。

1. 口苦

第一个异常口感是口苦。"邪在胆，逆在胃，胆液泄则口苦"，口苦的病机在少阳胆，胆逆而在胃，导致胆汁上泛，口中苦的是胆汁。胆汁排入小肠，反逆到胃，胃里的胆汁反流到口腔形成苦。血液中胆红素升高，也会引起口苦。如果胆红素在正常范围，但是相对于平时的胆红素水平有轻度升高，也会口苦。因为舌下是毛细血管网，血液中胆红素升高，胆红素就会从毛细血管中出来导致口苦。但是口苦最常见的还是由胆汁反流导致。

胆胃气逆引起的口苦用芩连温胆汤，痞满嗳腐者重用法半夏，增强胃动力，促进胃排空，防止食物反流；便秘加枳实、赭石，甚者加大黄，促进排便。腹压降低则食糜和胆汁不会由小肠反流到胃；

胃中灼热者加吴茱萸 3g 成左金丸治酸。心胸烦乱者可用验方栀豉升降饮，防止胆汁反流，缓解口苦。

2. 口臭

口臭首先排除五官疾病，如口腔溃疡、化脓性扁桃体炎，鼻窦炎等；还要排除呼吸系统疾病如慢性支气管炎、支气管扩张、肺脓肿。尿毒症、糖尿病酮症酸中毒的口臭是烂苹果味。肝硬化的口臭是肝臭味。这些病均会导致口臭。另外胃癌导致胃里巨大的溃疡引起局部炎症，也会产生臭味（肿瘤本身改变了代谢通路，蛋白质腐败产生很多小分子物质，也会引起口臭）。还有口腔不洁，嗜食特殊气味食品（榴梿）。把这些特殊情况排除还有口臭，就是由于蛋白质消化不良，在肠内腐败，产生气体导致口臭。口臭大致是由胃火导致。偏胃火者，用泻心汤，根据患者的寒、热、虚、实加减，有寒治其寒，有热治其热，有虚治其虚，直取其病，随证加减。如果有食积，用保和丸或大黄泻下。

3. 口腻

口腻不光有热还有湿，常见于胃热湿盛，用藿香正气散除湿。

4. 口淡

口淡指口中没有味道，是由脾虚引起的，可用砂半理中汤加木香、甘松。

5. 口甜

口甜也是脾虚引起，它是脾虚夹湿。治疗口甜需要健脾除湿，用新加正气散，在健脾的基础上加木香、砂仁、茯苓、陈皮、藿香、法半夏、佩兰。佩兰必须用，因为佩兰是治口甜的专药。《黄帝内经》用佩兰治疗脾瘅。

口腻、口甜均夹湿，一个是胃火多，一个是脾虚多。两个均有脾湿。治疗口腻，用和胃除湿法。如果不能区分两者，可健脾除湿、和胃除湿同时用，但是两者在用药上还是有细微不同。

不管是口苦、口臭、口腻、口甜、口淡，都可以用芳香药，芳香药爽口，佐以和胃降浊健脾利湿。

6. 口咸

口咸，中医认为是肾虚痰泛，可用金水六君煎。

在传统医学研究——TMR 里有一篇文章说得很好。肾皮质分泌醛固酮，肾虚导致醛固酮含量减少，口腔唾液腺上皮有醛固酮受体，醛固酮含量减少，导致口腔唾液腺分泌钠离子增加，而钠离子增加导致味咸，所以中医治疗肾虚痰泛用金水六君煎。

这些就是我们常见的口味异常。

第三节　智齿冠周炎

智齿，老百姓叫尽头牙，上下牙都可以长。如果智齿不能正常地生长出来，又没有被拔掉，加上感冒、进食辛辣上火的食品、疲劳等原因，就容易形成智齿冠周炎，也就是牙龈发炎，它会反复发作，属于我们中医的伏邪。

智齿冠周炎可伴有张口困难，局部化脓，导致患者进食困难。患者多脾肾阳虚，平时表现为大便稀溏，手脚冰凉。大便稀溏用理中丸，因为有干姜，手脚冰凉用附子。那么附子理中丸能不能治疗智齿冠周炎呢？不能。因为当智齿冠周炎急性发作的时候，有的人吃了附子理中丸不舒服。由于大便秘结导致牙龈、智齿冠周发炎，用三黄片通大便，用了三黄片后，冠周炎就会减轻，再用附子理中丸。有的人用了三黄片，冠周炎不减轻，效果不好，可以把三黄片和附子理中丸同时服用。这是用中成药治疗，如果不用中成药也可以用附子泻心汤或大黄附子汤，尤其是大黄附子汤。因为，便秘用大黄，阳虚用附子，发热用细辛，这就成了大黄附子汤。如果要再清清肝火就加黄芩，心火旺加黄连，这就是大黄附子汤和附子泻心汤。当然，如果熬中药不方便，就用三黄片加附子理中丸。

实际上，智齿冠周炎还有其他的类型，比如气虚型等，而附子理中丸偏温，所以要根据情况调整。治疗方法很多，用三黄片配附子理中丸，或用大黄附子汤，或附子泻心汤来治疗，为什么？因为三黄片（即黄芩、黄连、大黄）加上附子就是附子泻心汤。

《伤寒杂病论》讲述四逆汤证时有云："伤寒脉浮，自汗出、小便数、心烦，微恶寒，脚挛急，反与桂枝，欲攻其表，此误也。得之便厥。咽中干、烦躁吐逆者，作甘草干姜汤与之，以复其阳。若厥愈足温者，更作芍药甘草汤与之，其脚即伸。若胃气不和，谵语者，少与调胃承气汤。若重发汗，复加烧针者，四逆汤主之。"也许大家会觉得这条文混乱：这个病究竟是寒、是热、是虚、是实？究竟在治什么？下面来分析一下。"伤寒脉浮，自汗出、小便数、心烦，微恶寒，脚挛急，反与桂枝，欲攻其表，此误也。"为何与桂枝汤？"脉浮，自汗出，微恶寒"都是桂枝汤证的表现；"脚挛急"也可用桂枝汤中的芍药、甘草治疗。为什么是误治？其实，这是个太阳类证不是太阳病。比如，一个智齿冠周炎患者，因感受风寒而诱发，是太阳类证，当用甘草干姜汤；因为出现"厥、咽中干、烦躁吐逆"，患者多为脾阳虚，在太阴，甘草干姜汤用甘草以土盖火以复其阳，也就是后世李东垣的"气虚生大热"理论来源；当"厥愈足温"后，伏邪转出少阳，用芍药甘草汤缓急，使"其脚即伸"；"若胃气不和，谵语"且伴有便秘的患者，相争太过则转入阳明，用调胃承气汤治疗；"若重发汗，复加烧针"用四逆汤治少阴。所以当智齿冠周炎在急性发作期，只要出现大便干，就可以用调胃承气汤（或成药三黄片），先通大便。表面上看，在阳明是实热，而实际上是伏邪外发正邪相争太过所导致，其疾病的本质是脾虚，所以用甘草干姜汤和芍药甘草汤，即用干姜温太阴，芍药清少阳，随后再用四逆汤治少阴。用上述思路治疗智齿冠周炎效果非常好。换个角度看，其实就是前面讲述的三黄片加附子理中丸的思路。伏邪急性发作，常表现为"阳道实"，常用大黄（如调胃承气汤）；伏邪急性发作过后，常表现为"阴道虚"，常用干姜（如甘草干姜汤），兼有肾虚，常加附子（如四逆汤）。

《伤寒杂病论》对四逆汤证的发病机理有过详细讲述："问曰：证象阳旦，按法治之而增剧。"这是桂枝汤证，应该用桂枝汤，为什么没有用桂枝汤呢？因为"厥逆、咽中干、两胫拘急而谵语。师曰：言夜半手足当温，两脚当伸。后如师言，何以知此？答曰：寸口脉浮而大；浮为风，大为虚，风则生微热，虚则两胫挛"。脉浮而大指的是什么？第一种，我们说"伤寒三日，阳明脉大"；第二种，大则为虚，《金匮·阳明篇》讲"脉大为劳"，浮大脉，"浮为风，大为虚"，这是太阴虚劳。

脾虚的患者常表现为浮大脉，出现脉浮、鼻塞、恶寒等症状，这些不是桂枝证，与桂枝证的区别是脉浮大无力。"病形象桂枝，因加附子参其间，增桂令汗出，附子温经，亡阳故也"，就是这类患者服了桂枝加附子汤后上火，出现口咽干燥，唇口肿痛。为什么？"厥逆、咽中干、烦躁"，说明患者有阳明内结，有燥屎，大便不通。"谵语烦乱，更饮甘草干姜汤，夜半阳气还，两足当热，胫尚微拘急，重与芍药甘草汤，尔乃胫伸；以承气汤微溏，则止其谵语。故知病可愈"。用承气汤用到什么程度？大便微溏。这是治疗智齿冠周炎的一个要求：必须保持不成形的大便，这也是使用承气汤是否恰到好处的一个标准。

所以，阳明内结先用承气汤下之，之后再用芍药甘草汤和甘草干姜汤温之，最后用附子理中丸或者四逆汤收尾，这是治疗智齿冠周炎的常用方法。

此疾病或因感受风寒引发，或因为过食辛辣（如吃火锅、饮酒、烧烤等）上火，大便秘结进而发作。如果因感受风寒导致冠周炎发作，可先用甘草干姜汤，重用甘草以土盖火（甘草含有类皮质激素，可抗炎）；如果是因阳明内结导致的大便秘结，可以先用调胃承气汤通腑。简言之，如果患者大便稀溏就可以先用甘草干姜汤。大剂量的甘草可用至30g，加上6g干姜，以土盖火，再加上等的蜂蜜（优质蜂蜜有强力的抗炎作用）去治疗，还可以反佐少量的黄芩、黄连；如果大便秘结，因过食辛辣、温热，如火锅烧烤等而引起上火的，要先用调胃承气汤下之；如果大便是干的，先用调胃承气汤。如果大便畅通，先用甘草干姜汤和芍药甘草汤配在一起，用甘草以土制火，再加芍药兼制干姜，这种人大便常是稀溏的，但是别看这种人大便稀溏，受寒引发智齿冠周炎以后，炎症发作一两天后大便就变干，就要用调胃承气汤，最后用四逆汤和附子理中丸收尾。

这个智齿冠周炎是伏邪，由此可见张仲景的治法是非常灵活的。那么，伏邪有什么特色呢？我们讲过伏邪脉法，《平脉法》说："师曰：伏气之病，以意候之。今月之内，欲有伏气，假令旧有伏气，当须脉之。若脉微弱者，当喉中痛似伤，非喉痹也。病患云：实咽中痛。虽尔，今复欲下利。""脉微"是个伏邪的脉，"少阴之为病，脉微细"，这个"脉微"指少阴阳虚；"脉弱"指太阴气虚，这里是说少阴阳虚和太阴气虚的患者容易导致伏邪，这是脉象。"咽喉痛，似伤，非喉痹也。病患云：实咽中痛"。说明不是喉，咽和喉是有区别的，咽在上，喉在下，是咽痛，不是喉痛，这个区别就大了，为什么？因为咽部有淋巴环，这是人体的免疫系统，伏邪外发，发自少阳，导致咽痛。"今复欲下利"，患者大便溏，因为伏邪的病人常常是大便溏，所以判断一个患者有没有伏邪，就是大便是否微溏。所谓的微溏，是旧有微溏，伏邪外发时大便可出现干，甚至秘结。

小结一下张仲景治疗智齿冠周炎的思路：脉弱是气不足，用甘草干姜汤；脉微是阳不足，用四逆汤；便溏，旧有微溏，伏邪发作后，阳明内结，用调胃承气汤；咽痛，智齿冠周炎常常不表现为咽痛，表现智齿牙冠周围的疼痛，随后出现颈深部淋巴结疼痛，在咽喉的位置，是少阳证，用芍药甘草汤来治疗。

此类伏邪，伏邪未发，虚则太阴大便溏；伏邪外发，实则阳明大便干。关于其治疗方法有两点需要注意：

第一，张仲景告诉我们可以分阶段治疗，即用甘草干姜汤和调胃承气汤分阶段治疗。大便溏时用甘草干姜汤；大便秘时用调胃承气汤。

第二，张仲景还告诉我们可以综合治疗，比如用柴胡桂枝干姜汤治疗。"伤寒五六日，已发汗而复下之，胸胁满微结，小便不利，渴而不呕，但头汗出，往来寒热，心烦者，此为未解也。柴胡桂枝干姜汤主之"。

柴胡（半斤）　桂枝（去皮，三两）　干姜（二两）　栝楼根（四两）　黄芩（三两）　牡蛎（熬，二两）　甘草（炙，二两）

上七味，以水一斗二升，煮取六升，去滓，再煎取三升，温服一升，日三服，初服微烦，复服汗出便愈。

方中桂枝、干姜温太阴，牡蛎有软坚散结的作用，治伏邪成巢。方中最有争议的问题就是干姜和天花粉的配伍。专家对此方的解释似乎是矛盾的：一说治疗便秘；而另一说治疗便溏。其实，柴胡桂枝干姜汤既可以治疗便秘，也可以治疗便溏。便溏的患者重用干姜；便秘的患者重用栝楼根（天花粉）。甚至在同一个患者身上便秘和便溏都可以出现，因为伏邪未发时，虚则太阴大便溏，就重用干姜；伏邪外发，实则阳明大便秘，就重用天花粉。

我们在《吴述重订伤寒杂病论》"少阳病篇"讲过，小柴胡汤治疗便秘要与阳明腑实证相鉴别，舌上苔白者用小柴胡汤。我们还讲过小柴胡汤治疗便溏和便秘是因为肝主疏泄，所以少阳病的患者，经常便溏和便秘交替出现，前几天还大便稀溏，过几天大便就秘结不解，尤其是"见肝之病，知肝传脾"的患者，当患者脾虚症状明显，表现为溏便时，就重用干姜；当患者炎症活跃，表现为大便秘结时，就重用天花粉，这就是虚则太阴，实则阳明。

因此，柴胡桂枝干姜汤治疗伏邪引起的智齿冠周炎同样有效，它与甘草干姜汤、芍药甘草汤、调胃承气汤的先后使用有相似之处：芍药甘草汤相当于柴胡、黄芩；甘草干姜汤相当于甘草、干姜；调胃承气汤相当于天花粉。前文中叙述四逆汤那部分还兼有少阴阳虚（肾阳虚），而此处病邪还在太阴，是"见肝之病知肝传脾"脾阳虚的患者。值得注意的是，方中的栝楼根即天花粉，有以下几个作用：

（1）养阴。

（2）利尿。

（3）保肝，一味天花粉就可以降低转氨酶。

（4）消痈，能治疗痈肿，还能够抑制免疫应答。

（5）通大便，天花粉能够通大便。

可见，张仲景选药是经过深思熟虑的。此方天花粉用量为四两，用其通便可重用至30~50g。其中为什么天花粉的剂量重于干姜？因为有些患者用了干姜后大便很快变干，需要重用天花粉以防止托邪外出之后，这种患者出现严重的不良反应。

在治疗伏邪的过程中，调平法是关键，也是核心。将患者的病情掌握在可控范围之内，就不至于出现症状迅速加重。而柴胡桂枝干姜汤的配伍特点是：

第一，干姜配天花粉，就是调平法：干姜能够温太阴，能够抑制腺体分泌；天花粉不仅能够治疗温之后伏邪转出少阳（有保肝的作用），还可以通大便，通阳明腑实，所以张仲景在这里选择用药的思路非常值得我们去深入思考。

第二，柴胡配黄芩以和解少阳。

第三，桂枝配牡蛎。桂枝温、牡蛎凉，桂枝能够温经活血，牡蛎能够软坚散结，二者相配能够温经软坚。

患者服用柴胡桂枝干姜汤初期，可能会发烦，是因为邪气出表，但复服汗出便愈。柴胡桂枝干姜汤治疗智齿冠周炎，本质上也是治疗伏邪。当然，该方不仅可治疗智齿冠周炎，还能够治疗很多表现为肝郁脾虚的伏邪，如肝硬化、肝炎等以及太阴伏邪引起的口疮、慢性扁桃体炎等，许多疾病都可以用。

本节借治疗智齿冠周炎，引导大家从伏邪的角度理解治疗疾病的思想。柴胡桂枝干姜汤与前面四逆汤那一条相比，前者是肝郁脾虚，后者是少阴肾阳虚导致的虚火上炎，由各种因素诱发，尤其是着凉之后，出现类似于桂枝汤证的感冒，但其实不是桂枝汤证，是个太阳类证，大家要注意鉴别。

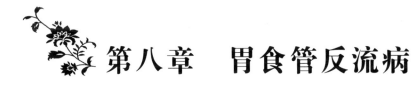

第八章　胃食管反流病

第一节 胃食管反流病概述

一、胃食管反流病病机

胃食管反流病以前称为反流性食管炎，现改称胃食管反流病。因为反流不光会引起食管的炎症，还会引起很多其他相关的疾病。食物（或胃内容物）向食管反流，首先就会刺激贲门引发炎症；然后刺激食管，形成食管炎；往上刺激咽喉，形成咽炎；如果吸入到肺还可能形成吸入性肺炎，或者由于对吸入物的过敏而引发支气管哮喘。很多医生没有经验，不能鉴别这些疾病，常常按照咽炎、咳嗽、哮喘去治疗，不知道这些疾病是由胃内容物的反流刺激形成的。胃内容物为什么会反流呢？有两个原因：

1. 胃口贲门括约肌功能失调

正常状态下贲门括约肌像瓣膜一样收缩舒张。进食时舒张，使食物从食管到胃，然后收缩，防止胃中食物反流到食管。贲门括约肌功能主要受交感、副交感神经支配，而中医所说的"神志"（情绪）可以影响机体交感、副交感神经的活动，就会导致贲门括约肌功能失常。所以西医认为，胃食管反流病是一种身心疾病。首先，该病有身体功能的紊乱，由反流导致食管炎，有确切的病变；其次，有心理的异常，发生该病的患者常常情志不舒，很多合并抑郁症。

2. 食物从胃向食管反流还取决于胃内压力

如果胃的蠕动功能减退，出现胃胀（中医所讲的"痞证"），胃内容物就会从压力高的地方反流向压力低的地方，所以当胃内胀满，食物就容易反流。所谓"打饱嗝"，就是当饱食后（胃中压力增大），容易嗳气，所以反流的可以是食物，也可以是气体。但有的人吃得并不多，为什么还是会反流？因为胃的蠕动功能差，也会引起胃胀而反流。

如果食物由肠反流到胃，就常常合并胆汁反流。由胆汁分泌到小肠、十二指肠，如果食物由肠反流到胃，再由胃反流到食管，刺激舌根，就会感觉到口苦。所以口苦的患者常常合并胆汁反流，是食物由肠反流到了胃部。为什么会反流到胃？因为肠压力高（常见下腹胀满），这就是中医所讲的"更虚更实，更逆更从"。食物由下部反流至上部，这就是《黄帝内经》讲的"乱气"。因为浊气本该在下，现在上逆至胃及食道，所谓"清浊相干，命曰乱气"。同时肠道蠕动功能减退，还会出现大便秘结。

由于腹胀，食物由肠反流到胃，而胃本身动力减退出现胃胀（痞证），再加上胃口贲门括约肌的功能减退，从而出现食物由胃反流到食管，刺激食管导致红肿（通过胃镜、食管镜可见）、热（烧灼感，"烧心"）、痛（胸痛）；还可以反流至咽喉，导致咽喉的炎症；反流至气管导致气管的炎症，出现吸入性肺炎，或者支气管哮喘。以上就是胃食管反流病的基本机理。

二、胃食管反流病治疗原则

在临床治疗中，首先要增强食管贲门括约肌的功能，其次要降胃气，使胃气下行。如果是因为肠道便秘导致胃气不降，还需要通腑，降低肠道压力，从而降低胃部压力。如果刺激到咽喉和肺，出现咽炎、咳嗽和哮喘，还要宣肺。这就是胃食管反流病的基本治疗原则。

如何改善贲门括约肌的功能呢？贲门括约肌功能受自主神经支配，与精神情志因素密切相关（身心疾病），还需要调神，要治疗患者的情志不舒（如抑郁症等）。人类直立行走以后，食物由于重力的作用，自然由上向下运动，导致消化道的功能减退。在这种情况下发生胃食管反流病，就需要采取一些特殊的手段进行治疗。

1. 感冒诱发胃食管反流病的治疗

感冒可以诱导胃食管反流病急性发作。很多人可能不熟悉，我们回到《伤寒杂病论》的条文去给大家讲解。

首先说麻黄汤证："太阳病，头痛，发热，身疼，腰痛，骨节疼痛，恶风，无汗而喘者，麻黄汤主之。"麻黄汤证的特点是"脉浮紧，无汗"。方中用麻黄、桂枝、杏仁、甘草。为什么太阳病会脉浮？因为机体发生急性上呼吸道病毒感染后，机体肾上腺素分泌增加，肾上腺素分泌增加使得浅表动脉的脉搏更表浅，为什么会更表浅呢？因为人感冒后，发热汗出，从血液带走体温，患者就会退烧。所以当人感冒（或发生病毒感染）以后，导致脉搏表浅，出现浮脉。而麻黄中含有伪麻黄碱、麻黄碱、次麻黄碱等成分，它的分子结构与肾上腺素高度相似，具有拟肾上腺素的药理活性。西医治感冒用伪麻黄碱，伪麻黄碱是麻黄的提取物，不用肾上腺素。因为伪麻黄碱对心脏的毒性比肾上腺素要小，作用要缓和。麻黄煎煮法中明确说"去上沫"，也是为了减轻心脏毒性。

为什么感冒以后食欲不振呢？主要是因为病毒感染导致肾上腺素分泌增加，而肾上腺素有抑制胃肠道蠕动的作用。当肾上腺素大量分泌的时候，机体处于亢奋状态，要去战斗、去应急。这时机体的血液从消化道流向大脑、肌肉，以保证重要器官的供血充足。而此时相比较而言，胃肠道就不那么重要了，所以其蠕动是减慢的，血液是减少的，也就导致食欲不振。如果服用了麻黄汤，麻黄发汗后，会进一步抑制胃肠道的蠕动，尤其是脾虚的患者，本来胃肠道的蠕动功能就弱，这个时候就会出现"发汗后，腹胀满，厚朴生姜半夏甘草人参汤主之。"厚朴生姜半夏甘草人参汤就治疗服用麻黄类药物后，消化道蠕动抑制导致的食欲不振。所以当感冒服用麻黄类药物后，出现口味寡淡、食欲不振、脘腹胀满时，尤其是平素胃肠功能就比较弱的，用甘草、人参补脾，如果主要表现为腹胀，就用厚朴、生姜、半夏来除胀，这就是厚朴生姜半夏甘草人参汤证。假如患者既往有胃食管反流病，感冒时应该慎用麻黄。如果要用麻黄，需要加理气和胃的药物。按照疾病的发生、发展与转归去处理，要了解和掌握如何截断病程。所以应深刻去认知疾病，要掌握中医生理学的内容。这是大家提高诊疗水平的重要一环。

这时，由于感冒和治感冒用的药物，严重地抑制了患者胃的蠕动，导致胃内压力增加，就可能发生食物由胃向食管反流，而出现栀子豉汤证："发汗吐下后，虚烦不得眠，若剧者，必反复颠倒，心中懊侬，栀子豉汤主之；若少气者，栀子甘草汤主之；若呕者，栀子生姜豉汤主之。"条文中就讲，这种腹胀可以引发食物由胃向食管的反流，出现心烦懊侬，胸中窒，胸中烧灼疼痛。炎症导致红、肿（要通过胃镜观察）、热、痛。通过胃镜看到胃食管反流病患者黏膜红肿。患者自己可以感觉到热和疼，胸口疼、烧心用栀子豉汤。

"若少气者，栀子甘草豉汤主之"。脾虚的患者，发汗后，腹胀满，胃肠道蠕动功能减退。条文中"少气者"指脾虚，加甘草；食物由胃反流到食管，胃气上逆，如果引起恶心呕吐，说明胃气上逆很严重，应加生姜，栀子生姜豉汤主之；患者腹胀尤甚，"腹满，卧起不安者，栀子厚朴汤主之"，加厚朴、枳实，这就是太阳传阳明。阳明在经证有两个方：一个是栀子豉汤，治疗局部的炎症反应——红、肿、热、痛；另一个是白虎汤，大热、大渴、大汗、脉洪大，治疗全身炎症反应综合征。

2. 从伏邪论治胃食管反流病

"伤寒，医以丸药大下之，身热不去，微烦者，栀子干姜汤主之。"此条张仲景告诉我们，"凡用栀子汤，病人旧微溏者，不可与服之"，要用栀子干姜汤。"旧"即是过去，当患者发生急性炎症的时候，大便可能不溏，但如果过去便溏，用栀子干姜汤主之。此患者是因为太阴脾阳虚，此时胃气上逆，导致胃食管反流病急性发作，也就是西医讲的感冒诱发胃食管反流病急性发作，用栀子干姜汤。栀子拮抗局部炎症，干姜抑制腺体分泌，实其大便。少气者加甘草；呕者加生姜；腹满者加厚朴、枳实；烦甚者还可以用代赭石。这是一个新感引动伏邪的例子。伏邪发自少阳，栀子干姜汤证是阳明在经。栀子这味药很特殊，有清胃的功效，还可以清肝，如丹栀逍遥散、化肝煎等方。茵陈蒿汤治黄疸也选栀子。现代研究证实：栀子能够清肝、利胆，拮抗肝脏的炎症，具有保肝利胆的作用。中医讲的肝和西医讲的肝有不同，也有相同，可以去听我们的"中医生理学"课程，所以栀子在这里用得非常巧妙。

如何才能够深刻理解一个太阳病传为阳明在经的栀子豉汤证和栀子干姜汤证呢？用伏邪的思想（也就是"病"的思想），了解了疾病的传变，才会使用截断法。如果没有伏邪和"病"的思想，辨证论治就是此时此刻机体的病理改变，截断法就成了一句口号。当然，作为栀子干姜汤证，如果炎症反应很严重，大便就会秘结，甚至可以用大黄泻下，因为疾病是传变的。我们讲四逆汤证时，时而用四逆汤，时而用甘草干姜汤，时而用芍药甘草汤，时而用调胃承气汤，都是可以的。

第二节　胃食管反流病验方

胃食管反流病主要分为两大类型：一类是体质偏寒的叫寒中，用开宣通痹汤；另一类是体质偏热的叫热中，用宣清降浊汤。

一、开宣通痹汤

【组成】瓜蒌 15~30g　薤白 9g　桂枝 9g　陈皮 6g　枳实 6~30g
生姜 6g　香附 9g　苏梗 9g　苍术 9g　厚朴 9g　神曲 15g　川芎 9g
射干 9g　威灵仙 15~30g

【主治】胃食管反流病，寒中（上焦乱气，病在太阴）。

开宣通痹汤是把胃食管反流病当成胸痹来治，胸痹的特点就是"阳微阴弦"，"阳微"指寸脉无力，"阴弦"指关脉弦。在《伤寒杂病论》里的阴阳脉法中，寸脉为阳，关脉尺脉为阴。当要辨别"阴"的时候，尺脉指阴，寸脉关脉指阳。"阳微阴弦"当胸痹。因为《伤寒杂病论》原文说"胸中窒"，食管的位置在胸口处，胃食管反流病会导致胸闷。

瓜蒌薤白桂枝汤治胸痹用瓜蒌、薤白、桂枝，这是张仲景直接治疗胸痹的办法；橘枳姜汤（枳实、陈皮、生姜）治寒性胸痹的胃气上逆；香附、苏梗、陈皮就是香苏散的思路，疏肝理气；香附、苍术、神曲、川芎又是越鞠丸的架构，是朱丹溪治疗郁证的处方，也有疏肝理气的作用，两方相合就可以治疗胃食管反流病的情绪因素。西医认为，胃食管反流病是一种身心疾病。患者的贲门括约肌受情绪影响。胃食管反流病的病人情绪都不好，从而影响了贲门括约肌的收缩，导致食物由胃向食管反流，所以用越鞠丸（治气、血、痰、火、湿、食等郁证）加香苏散疏肝，加射干、威灵仙两个治疗食管的专药，治疗胃中食物反流刺激咽喉。射干利咽，威灵仙可以调节贲门括约肌的收缩，也可以治疗骨鲠、噎嗝，是治疗胃食管反流病的专药。

方中越鞠丸去了栀子，如果患者有热象，加炒栀子 3~6g，如果寒热辨别不清，看不到热象，也可以用 3g 炒栀子，有炎症就会或多或少有热象，可能程度轻不易辨别。如果热象明显，就加大炒栀子的用量，炒过之后苦寒作用减弱。开宣通痹汤治疗胃食管反流病寒中，《黄帝内经》叫"乱气"。此方重在温通心阳。心下就是胃，为心火宣布其化之地，胃寒重可以通过用桂枝、薤白这类处方温通心阳来暖胃。此病叫"乱气"，是浊气上逆而导致的，温通心阳使阳明胃气下行而清浊归位，诸症可缓解。此病日久可导致消瘦，阳痿不举（阳虚所致），都是"乱气"造成的。日久消瘦比较容易理解，消化吸收不良，尤其是消瘦以后，患者贲门括约肌力量进一步减退，不能够及时收缩贲门，导致食物由胃内向食管反流，需要健脾。

开宣通痹汤治疗"寒中"，是寒在太阴，乱于阳明；宣清降浊汤是治疗"热中"，是热在阳明乱于太阴，要注意两方的区别。

二、宣清降浊汤

【组成】枇杷叶 9g　射干 12g　桔梗 6g　降香 6g　淡豆豉 9g　神曲 15g　栀子 9g　瓜蒌 12~30g（通用壳，秘用实）

法半夏 6~30g　黄连 3~6g　枳实 6~30g（通用壳，秘用实）

生姜 6 片　威灵仙 9~30g　郁金 15~30g

【主治】反流性食管炎（胃食管反流病）热中。

宣清降浊汤治疗胃食管反流病"热中"证。由三香汤、上焦宣痹汤（枇杷叶、射干、桔梗、降香、淡豆豉、栀子）和小陷胸加枳实汤（瓜蒌、黄连、法半夏、枳实），再加威灵仙、神曲、郁金还有生姜半夏汤组成，又因阳土所生在君火，故加黄连。

《温病条辨》用三香汤治疗上焦湿热病。胃食管反流病常常反流至咽喉，导致咽喉的炎症，反流至气管出现吸入性肺炎，导致气管的炎症，或者支气管哮喘，所以用三香汤宣肺。三香汤含有栀子豉汤，"胸中窒者，心中懊侬，反复颠倒"，"心中懊侬"指情绪异常，

"反复颠倒"既指心中烦，又指食物由胃往上走，发生胃食管反流。栀子是一个特异性的抗炎药。食道贯膈，通过贲门，膈肌的上面是心脏，贲门正好在心下，也就是剑突下的位置。"正在心下，按之则痛"，是贲门炎。"热中"用小陷胸汤治疗（瓜蒌、半夏、黄连）。生姜和半夏配伍是生姜半夏汤，治疗"心中愦愦然无奈"，生姜半夏汤当用姜汁，无姜汁用生姜片也可以，治疗胃络通于心导致的种种烦躁。胃食管反流病是一个身心疾病，神曲、郁金合上生姜半夏汤用来解郁，减轻精神心理因素导致的症状。神曲是个消食药，能够安神所以叫神曲。另外加治疗食管的专药威灵仙30g。

宣清降浊汤和开宣通痹汤是治疗胃食管反流病的两个对方，核心配伍：一个是治疗小结胸证的小陷胸汤（瓜蒌、半夏、黄连），一个是治疗胸痹的瓜蒌薤白半夏汤（瓜蒌、半夏、薤白）。宣清降浊汤用小陷胸汤除热加栀子豉汤，也就是《温病条辨》三香汤；开宣通痹汤治疗胸痹，温通心阳以桂枝为基础。它们都加上解郁除烦的药如郁金、神曲、生姜或者苏叶等，再加治疗食管的专药威灵仙，治疗清浊相干导致的乱气。

第三节　越鞠丸与胃食管反流病

越鞠丸是朱丹溪的一个处方。朱丹溪是滋阴学派，但滋阴学派并不代表只会滋阴，实际上他的学术思想很丰富，比如说关于郁证，他有五郁学说，气、血、湿、食、热（火），他有经典的处方越鞠丸（香附、川芎、苍术、神曲、栀子）。这个处方能够治胃食管反流病，也就是传统所谓的反流性食管炎。西医认为胃食管反流病是一个身心疾病，也就是说，胃食管反流病有明显的精神因素。贲门括约肌被自主神经系统控制，自主神经系统受情绪的影响。情绪导致自主神经功能的紊乱，影响贲门括约肌的功能，进而食物由胃反流到食管，发生炎症。因为它不光引起食管炎，还能够引起咽炎，很多中医把它当成"梅核气"。其实它不是咽部的癔球证，和经典的梅核气是有区别的。食物还可以反流入肺引起咳嗽、支气管哮喘。越鞠丸就可以治疗胃食反流病。其中栀子治疗局部的红肿热痛，神曲不光消食，还能解郁安神，所以越鞠丸选神曲。苍术促进胃肠道蠕动，香附、川芎理气活血，是一对疏肝的药物。

越鞠丸治疗胃食管反流病，偏热者加淡豆豉、黄连、瓜蒌、半夏、枳实，也就是越鞠丸、栀子豉汤、小陷胸加枳实汤合起来。小陷胸汤治"正在心下，按之则痛"，就是胃食管反流病刺激贲门引起的疼痛，加枳实促进消化道的蠕动，进一步促进食物的排空。偏寒的可以加苏叶——香苏散，半夏、厚朴、茯苓、生姜——半夏厚朴汤，大便秘结者加瓜蒌、薤白——瓜蒌薤白半夏汤。治寒痰胸痹用瓜蒌、薤白、半夏；热痰胸痹用瓜蒌、黄连、半夏。食管反流病常常刺激咽喉用射干、枇杷叶、郁金、降香，这是《温病条辨》的三香汤，理气降逆、宣肺、利咽。实际上开宣通痹汤和宣清降浊汤就来自于朱丹溪的越鞠丸。

有的人感冒以后出现胸中窒、胸中热、胸口疼痛，是因为他的胃食管反流病复发。感冒发汗后会腹胀满，厚朴生姜半夏甘草人参汤治发汗后的上腹胀满。如果再引发食道反流就可以用越鞠丸。将《伤寒杂病论》的厚朴生姜半夏甘草人参汤和朱丹溪的越鞠丸联系起来就是古今一统。

如果食道反流再刺激咽喉，导致咽喉有吞之不下、吐之不出之感可用半夏厚朴汤，半夏是治咽喉的特殊药物。用厚朴来除胀满，降低上消化道的压力，使食物由上向下行。所以，一个郁证伴脾胃功能差，感冒之后用了感冒药出现上腹胀满，厚朴生姜半夏甘草人参汤主之；如果食物进一步往上反流到剑突下，小陷胸加枳实汤或者瓜蒌薤白半夏汤主之；再往上刺激到食管用栀子豉汤，或者越鞠丸；往上刺激咽喉，用半夏厚朴汤、三香汤等，这些处方的加减化裁就是宣清降浊汤与开宣通痹汤。从这里可以看到伤寒、温病和滋阴三个学派的思想。半夏厚朴汤、厚朴生姜半夏甘草人参汤和栀子豉汤，这是《伤寒杂病论》的处方；小陷胸加枳实汤和三香汤是温病学派对伤寒学的发展；越鞠丸和香苏散这是后世的处方。所以要医学一统，要在临床应用中把这些知识统一起来。

第九章　三脘辨证

第一节 胃分三脘

一、三脘

我们对于脾胃病形成了一套自己的理、法、方、药的理论体系。三脘辨证法是我们论治脾胃病的独特辨证方法。

胃病三脘辨证的特点是：胃主受纳腐熟，以通降为顺，这是胃的功能特点，包括：第一、主受纳，受水谷，食物通过贲门由食道到胃；第二、腐熟，胃把受纳的食物腐熟；第三、以通降为顺。受纳、腐熟、通降，这是胃的三大功能，分属于胃的上、中、下三脘。

1. 上脘

上脘名"贲门"。《医碥》说："胃上脘名贲门，在脐上五寸。"针灸有"上脘"这个穴位。叶天士《临证指南医案》中提到"大凡受纳饮食，全在胃口""哕逆举发，汤食皆吐，病在胃之上脘"。饮食物由食道到胃，先进入胃的上脘。胃的受纳功能是胃的上脘所主。

2. 中脘

《针灸甲乙经》说"中脘，一名太仓"。中脘又叫太仓，"在上脘下一寸"，大体上相当于现代医学所讲的胃体部。《难经·三十一难》说中脘就是"腐熟水谷"。《针灸大成》又说中脘主"食饮不化"，指饮食物不能腐熟。所以中脘主腐熟水谷。

3. 下脘

下脘别名"幽门"。《针灸大成》说下脘"当胃下口""小肠上口，水谷于是入焉"。胃下口就是现代医学幽门的位置。《素问·调经论》说"上焦不行，下脘不通"，所以下脘的功能是主通降。《灵枢·五味论》也云"苦人下脘，三焦之道皆闭而不通，故变呕"。所以下脘的功能主要是通降，使食物由胃进入小肠。

二、现代医学对胃的认识

我们从现代医学来看胃，胃的上口叫"贲门"。食物由食管通过贲门进入胃。胃底是贲门与胃体连接的地方，胃上脘包括贲门和胃底，"主受纳"，饮食由此入。如果上脘梗阻，则食物不能由食管到胃。胃体主要分泌胃酸，再加胃体的搅拌作用，胃酸和食物充分混合，腐熟食物。中脘的功能，主腐熟。胃下口就是胃窦和幽门。胃窦是胃体连接幽门的地方，与幽门一起构成了下脘，主通降。下脘出现梗阻，则食物不能由胃到肠。

胃分为上脘、中脘、下脘。上脘主受纳，中脘主腐熟，下脘主通降。这是我们对胃分三脘的认识，它有很重要的生理意义，直接指导后续的治疗。

1. 神经

现代医学认为胃受迷走神经支配。迷走神经分出一个分支支配贲门及胃底。主干沿胃小弯下行，在角切迹处形成鸭爪，支配胃窦及幽门。胃的迷走神经控制胃的运动及分泌。所以胃的迷走神经明显形成了三个功能区：一是迷走神经分支支配贲门和胃底；二是迷走神经主干支配胃体；三是在角切迹形成鸭爪，支配幽门和胃窦。迷走神经恰恰就表现出来上脘、中脘和下脘的特点。

2. 血管

胃左动脉（胃静脉与动脉伴行）分出分支供应食管和贲门。胃网膜右动脉及胃网膜左动脉供应胃窦、幽门及胃体。胃底部的血液由胃短动脉来供应。贲门和胃底是由胃左动脉分支以及胃短动脉所供应的，胃左动脉分支供应贲门，胃短动脉供应胃底。网膜右动脉和网膜左动脉供应胃体，往下供应幽门和胃窦。

3. 胃腺

贲门腺位于贲门部，是黏液腺。贲门腺体分泌黏液，有润滑作用，使食物容易通过贲门进入胃，属于胃的受纳功能。如果贲门梗阻就会吐出大量清稀黏液，中医归为痰的范畴，"心下有水气……小青龙汤主之，若噎者，去麻黄，加附子一枚，炮"。胃体的腺体为泌酸腺，分泌胃酸和胃蛋白酶原，帮助食物消化。幽门腺分泌碱性液体，促进食物进入肠。胃是酸性环境，肠是碱性环境，所以幽门分泌碱性液体中和胃酸，能够防止胃酸刺激肠道。

4. 胃的运动

胃底是上脘，胃底舒张，帮助胃储存食物，使食物由食管进入胃，所以胃底的活动主要是容受性舒张，主受纳。如果对胃进行叩诊，胃中砰砰作响，说明气就留在胃底的鼓音区，需要用厚朴生姜半夏甘草人参汤这些理气剂。胃体的活动主要是紧张性收缩，胃体的紧张性收缩促进食物与胃液充分混合、搅拌。胃窦主要是蠕动运动。在幽门有特殊的肌肉叫幽门括约肌，有幽门泵的作用，食物刺激胃窦黏膜释放胃泌素，胃泌素有提高幽门泵的作用，促进幽门括约肌舒张，食物由胃进入小肠。《难经》讲"七冲门"，食物通过消化道的关口有7个，其中进食时幽门括约肌收缩，使食物不能够通过幽门进入肠。饱食以后，食物刺激胃分泌胃泌素，促使幽门括约肌舒张，食物由胃进入肠，然后幽门括约肌再关闭，防止食物由肠反流入胃。贲门也有贲门括约肌，贲门括约肌舒张，食物由食管进胃，贲门括约肌收缩，能防止食物由胃反流进食管。贲门有贲门括约肌，主受纳；幽门有幽门括约肌，主通降。

综上所述，胃的神经、血管、分泌、运动，都表现出上脘、中脘、下脘的不同。上脘、中脘、下脘主受纳、腐熟、通降的功能既各自独立又相互影响。胃底是上脘，主受纳，但也有泌酸腺，当胃底受纳食物之后，泌酸腺分泌胃酸，促进食物的腐熟，胃体也可以发生容受性舒张，当饮食物过多时胃体也会舒张，表现受纳功能。食物刺激胃窦，分泌胃泌素，胃泌素作用于胃体腺体，促进胃酸分泌增加，增强胃体腐熟功能。胃体的腐熟功能同时又促进幽门的排空。所以说上脘主受纳、中脘主腐熟、下脘主通降，它们的功能独立但又相互影响。

三、三脘与三焦

胃分上脘、中脘和下脘，如果我们放在更广泛的意义上来讲，它和我们人体的三焦有关系，三脘受纳、腐熟、通降，上焦如雾主受纳，中焦如沤主腐熟，下焦如渎主通降。三脘和三焦的功能是对应的。

《灵枢·营卫生会篇》说："上焦者，出于胃上口。"胃上口就是贲门，这是上脘。"中焦亦并胃中，出上焦之后"，胃中就是胃体，这是中脘。《难经》说："上焦者……在胃上口，中焦者，在胃中脘。"李东垣《活法机要·吐证》说："上焦在胃口，上通于天气，主纳而不出；中焦在中脘，上通天气，下通地气，主腐熟水谷；下焦在脐下（误，当为下脘，东垣下文云：下焦吐者……其人朝食暮吐，暮食朝吐）。""朝食暮吐，暮食朝吐"在西医看来是幽门梗阻。《医学心悟》说："槁在下脘者，食虽可入，久而复出。"也就是我们讲的"朝食暮吐，暮食朝吐"。张景岳说："若寒在下焦则朝食暮吐，或暮食朝吐，乃以食入幽门，丙火不能传化，故久而复出。"所以说下焦指幽门，主通降。东垣又云"上焦吐者，皆从于气，气者天之阳也""中焦吐者，皆从于积，有阴有阳""下焦吐者，皆从于寒，寒者地之阴也，地道也"。上焦吐者，皆从于气，是天道；中焦吐者，皆从于积指食物停在胃，有阴有阳，寒热错杂；下焦吐者，皆从于寒，地之寒，是地道。所以三脘和三焦有密切关系。

彩图5清楚地说明三才的无限可分。大的来说自然环境是天、地、人三才。天为阳，地为阴，天气下沉，地气上行，阴阳交媾就构成了人。人生于地、悬命于天，就是这个原因。人体心肺属上焦，上焦法天为阳。肝肾属下焦，下焦法地为阴。脾胃为中焦，中焦法人，阴阳相济。太阴阴土和阳明胃土阴阳相济。

对于脾胃而言，食管贯膈，膈以上是上焦，口、咽、食管属上焦。而中焦包括胃和小肠，胃是阳明阳土，小肠是太阴脾土（小肠属脾，我们专门有研究），正好是阴阳相交。对于胃而言，胃上脘属于上焦法天；下脘主通降法地，属下焦；中脘法人，胃阴胃阳阴阳相济，属中焦。阳明大肠是中焦的气，降到下焦，阳明腑实证脉沉。

自然环境分天、地、人三才，就人来说分上、中、下三焦。脾胃属于中焦，阴阳相济，而脾胃从口、咽、食管到大肠又划分出上、中、下三焦。胃的上脘、中脘、下脘又分属三焦。上焦法天为阳，下焦法地为阴，而中焦阴阳相济，无极生太极，太极分阴阳，阴阳交媾构成三才，就由二分变成三分，三生万物，万事万物的运动就开始了。

第二节　三脘的治疗

一、邪犯上脘

邪犯上脘是贲门的疾病，诊断依赖于患者的症状、体征和胃镜检查。中医辨证论治，特别擅长通过识别症状来寻找病机，找出它的证型。因为传统中医很少做体格检查，容易漏诊。比如一个感冒患者表现为恶寒、发热、厌油、乏力，根据这些症状会被辨证为湿邪，会给予三仁汤、甘露消毒丹。如果体格检查发现肝区叩痛，就应该知道患者可能患有肝炎。我们的诊断是依据症状、体征和体检。

邪犯上脘的辨证论治包括：

1. 症状

上脘属于上焦，所以，邪犯上脘包括上焦太阴肺和少阴心的症状。贲门上面是食管，下面是胃。贲门括约肌受迷走神经支配，而迷走神经受情绪的影响。所以西医认为，胃食管反流病是一个身心疾病，它明显伴有情绪异常。病人出现心烦懊恼，反复颠倒。这种情绪异常的人，贲门括约肌功能失调，导致食物刺激贲门发生贲门的炎症。进一步反流到食管，刺激食管，病人觉得胸闷气滞。严重者刺激咽喉，甚至吸入到肺，引起吸入性肺炎或支气管哮喘，这是肺的症状。贲门的炎症导致胸骨后的疼痛、烦躁，甚至当成冠心病治疗，所以贲门炎常出现太阴肺和少阴心的症状。

邪犯上脘当然还有胃本身的症状，进食后剑突下疼痛，食物不下行。贲门发炎时食物反流，刺激剑突下疼痛，如同皮肤黏膜损伤发炎，冷、热、酸、麻刺激贲门导致疼痛。这是受纳不利的本证。

2. 舌脉

邪犯上脘，舌脉主要表现为：舌尖红、苔黄腻，脉滑数或弦数，这是最常见的一个证，也有的表现为舌淡、苔白腻。

3. 体征

体征表现为上脘穴压痛，正心下按疼。胃镜检查看到的就是贲门炎和胃底炎。贲门的位置正好就是我们中医讲的"心下"。

4. 治法

上脘对应心肺，属于上焦，通于天气，上脘主受纳。《灵枢》讲"上焦如雾"，《温病条辨》讲"治上焦如羽，非轻不举"，所以上脘宜宣，宣肺开胃以主受纳。

最常用的一个方，就是宣清降浊汤。宣清降浊汤治贲门炎，方中有黄连、半夏、瓜蒌加枳实，就是《温病条辨》的小陷胸加枳实汤。宣清降浊汤也就是《伤寒杂病论》小陷胸汤合栀子豉汤治疗"心中懊恼，反复颠倒"，又合了《温病条辨》的三香汤，加了一个治疗食管的专药——威灵仙，再加一个解郁专药——郁金，治身心疾病——烦躁。患者常常便秘或大便黏黏糊糊像痰一样，所以用瓜蒌治痰。这是最常用的宣清降浊汤。

当然少数人表现为寒证，就用开宣通痹汤。用瓜蒌、薤白、桂枝——张仲景的枳实薤白桂枝汤，加陈皮、枳实、生姜——橘枳姜汤，加香附、苏叶、厚朴——香苏散，加苍术、神曲、川芎、香附——越鞠丸解郁，加食道专药——威灵仙，就是开宣通痹汤，治邪犯上脘，体质偏寒的人。如果病位在食管上段，常常用射干，病位靠下在贲门去射干。这就是治疗上脘病的基本特点。

二、邪入中脘

中脘属中焦，上通天气，下通地气，主腐熟水谷，既赖胃阳（胃动力）之温运，搅拌食物，亦赖胃阴（胃分泌）濡润食物，故需阴阳相济，水火相交（釜中无火不熟，釜中无水亦不熟）。病则天地不交，阴阳逆乱而为痞。这个"痞"是个病字头，因为它是个病。

邪入中脘的诊断仍然依赖症状、体征和胃镜。

1. 症状

邪入中脘症状表现为阳明腐熟不利，"痞满纳呆，嗳腐吞酸"。痞是胃胀，上腹部胀。纳呆就是由于食物没有腐熟排空，抑制食欲中枢，不想吃东西。胃体的蠕动功能减退导致痞，食物不能下行导致嗳腐、反酸。

2. 舌脉

邪入中脘表现为舌红或淡，苔黄或白，苔腻或薄，脉数或迟、缓。胃属中焦，邪入中脘导致阴阳不交，胃的疾病往往就是这样寒热错杂，阴阳逆乱。

3. 体征

邪入中脘，中脘穴常表现为压痛或胀痛。胃镜检查可以发现胃体炎症。

4. 治疗

唐宗海说："盖此地为阳明中土，乃水火血气上下往来之都会也。火降血下，气升水布，则此地廓然（吴门口诀：火降血下，气升水布出于此处）。设若火不降，则血不下，而滞于此矣。设若气不布，则水不散，而结于此矣。"故中脘之病，每多寒热错杂、虚实并见、气血交病而升降逆乱。邪入中脘的治则是寒温并用，升降并调，开中脘之痹（痹形成痞），代表方——半夏泻心汤，用干姜、半夏、黄连、黄芩、人参、大枣、炙甘草，升降并调。寒热错杂，上面呕用半夏，下面大便溏用干姜。《灵枢·营卫生会篇》说："中焦如沤。"《温病条辨》说："治中焦如衡，非平不安。""故中脘宜运，运则腐熟变化。"中脘宜运，应如何运？安如衡，"非平不安"，应该调节它的阴阳、寒热、虚实，腐熟变化应"中焦如沤"。所以半夏泻心汤，半夏、干姜、黄连、黄芩、人参、甘草，这个配伍特色值得大家去思考。

半夏泻心汤，随疾病的寒、热、虚、实、湿、食化裁。比如《金匮要略》的半夏厚朴汤不光治梅核气，也能治偏寒的中脘病包括痞证。半夏厚朴汤证就是食物由胃反流到咽喉，引起咽喉的症状。半夏厚朴汤就能够促进胃的蠕动，促进食物的排泄，所以半夏厚朴汤可以治疗中脘病偏寒者。中脘病虚实错杂，偏寒以虚为主，《伤寒杂病论》用厚朴生姜半夏甘草人参汤。"发汗后，腹脘满，厚朴生姜半夏甘草人参汤主之"，就是感冒后，用麻黄汤发汗，麻黄有抑制胃肠道蠕动的副作用，所以导致上腹胀满，用厚朴生姜半夏甘草人参汤主之。如果不能及时纠正腹胀，上腹部胃的压力增高，促使食物由胃反流到食管，就会发生反流性食管炎，所以很多反流性食管炎会在感冒后加重。半夏泻心汤治疗中脘偏寒的痞证，后世也有化裁，比如《温病条辨》云："阳明湿温……呕甚而痞者，半夏泻心汤去人参、干姜、大枣、甘草，加枳实生姜主之。"方用半夏六钱、黄连二钱、黄芩三钱、枳实二钱、生姜三钱，虚者复纳人参、大枣，还是用黄芩、黄连配半夏、生姜，加枳实通降。《温病条辨》："阳明暑湿，脉滑数，不食不饥不便，浊痰凝聚，心下痞者，半夏泻心汤去人参、干姜、甘草、大枣，加枳实、杏仁主之。"方用半夏一两、黄连二钱、黄芩三钱、枳实二钱、杏仁三钱，虚者复纳人参一钱、大枣三枚，这个方没有用生姜，因为不呕，如果呕加生姜，张仲景治呕则加半夏、生姜。这是《温病条辨》的阳明暑温。

《温病条辨》云："暑温伏暑，三焦均受，舌灰白，胸痞闷，潮热呕恶，烦渴自利，汗出溺短者，杏仁滑石汤主之。"（杏仁滑石汤：杏仁三钱、滑石三钱、黄芩二钱、橘红一钱五分、黄连三钱、郁金二钱、通草一钱、厚朴二钱、半夏三钱），用来治疗痞证偏湿重，也可以治疗胃炎，方中用半夏、黄芩、黄连，不用干姜、人参，这是温病的特点。温病特点是少用干姜、人参，也不是绝对不能用。此方治疗暑温，加杏仁、滑石，宣上利下，还加了通草、郁金、陈皮。

《温病条辨》云："足太阴寒湿，痞结胸满，不饥不食，半芩汤主之。"（半夏五钱、茯苓块五钱、川连一钱、厚朴三钱、通草一钱）这个方治疗湿重偏寒的痞证，所以用小剂量的黄连加半夏、茯苓、通草利尿。

以上都是温病学派的方。胃炎为什么用温病学派的方？古今一统，内外一统，寒温一统，中西一统。温病的方完全可以用来治疗内伤。再给大家举一个例子，百分之七八十的慢性胃炎都有 HP（幽门螺旋杆菌）感染，而胃癌中有 10% 的患者是由 EB 病毒感染引起。EB 病毒是人类疱疹病毒，为什么叫疱疹呢？因为有水泡，所以它表现为温病，用薏苡仁。有的胃炎是由 EB 病毒感染引起，有的是由幽门螺旋杆菌感染引起，就属于温病的范畴，所以外感、内伤，未必区分得这么严格。

《霍乱论》连朴饮（制厚朴二钱，川连姜汁炒、石菖蒲、制半夏各一钱，香豉、焦栀各三钱，芦根二两）可以治疗胃炎，舌苔厚腻，痞结不解者甚至可用达原饮。我 20 岁左右时，一个慢性胃炎患者遍访名医，没有效果，我就用达原饮加大剂量薏苡仁治愈了他的胃炎。这个胃炎很可能就是 EB 病毒感染引起的。虽然做了胃镜检查，可惜当时没有检查 EB 病毒。

《兰室秘藏》枳实消痞丸（枳实、黄连各五钱，半夏曲、人参各三钱，白术、茯苓、炙甘草、麦芽各二钱，干姜一钱，厚朴四钱）的配伍是：人参、甘草、茯苓、白术是四君子汤的处方，加上枳实，再加上半夏泻心汤的黄连、半夏、干姜。这个方没有用黄芩，小剂量黄连（1~3g 黄连，尤其是 0.5g 黄连打粉吞服）开胃，黄芩没有开胃作用。但没有用黄芩也有它的弊端，很多胃炎是由胆囊病引起的，没有用黄芩对胆道疾病效果不好。黄连、黄芩各有各的优点。

三、邪踞下脘

现在讲邪踞下脘，就是指幽门病。

1. 症状

下脘主通降，阳明胃气不降，所以患者便秘伴有痞满、嗳腐、呕吐。由于食物不能从幽门降到肠，所以肚子胀、嗳气、呕吐。胃不能通降就上逆，我们说更虚更实，胃实而肠虚，肠实而胃虚。因为便秘，肠子没有排空，所以就导致食物停留在胃，出现通降不利的症状。当然也会出现少阳胆经症状，出现口苦、胁胀、易怒。因为胆汁是分泌到十二指肠，如果幽门不降，食物由肠反流到胃，出现胆汁反流，就会伴少阳经的症状。

2. 舌脉

邪踞下脘，舌脉表现为舌中或者舌根红，苔中或苔根黄腻，脉弦数或滑数。因为伴便秘，肠道的食物腐败产生小分子有机物，腐败气体把舌苔染黄形成黄腻苔。便秘时出现口臭，其中一个原因就是肠道食物腐败产生的气体上逆，发生口臭。

3. 体征

邪踞下脘，会出现幽门压痛。胃镜提示胃窦炎，伴随胆汁反流。胃和肠连接的附近是幽门和胃窦，下面就是肠。胆汁分泌在靠近胃窦的十二指肠处，如果肠道里面装满食物，食物不能由胃排到肠，通降不利，肠的压力增高，促进胆汁反流到胃。所以胃窦炎常常合并胆汁反流。胆汁反流到胃引起胃炎，就是所谓的胆汁反流性胃炎。

4. 治疗

下脘属于下焦，通于地气，"地"就是肝肾，主通降。《灵枢·营卫生会》说："下焦如渎。"《温病条辨》说："治下焦如权，非重不沉。"故下脘宜通，顺其下行之性用药宜沉，清胆和胃，通降下脘，旋覆代赭汤加减。如果胆汁反流，旋覆代赭汤要加利胆的药。如果胃中水鸣，胃液停留在幽门，没有排空到肠，导致了胃中有留饮，胃镜、CT都可以测到，就用茯苓甘草汤治疗。

以上，讲述用三脘辨证法治疗胃的疾病。我们这里讲的三脘辨证法治疗慢性胃病需要注意：第一，治的是气化病，不包括形质病，比如说胃癌，它有特殊性。比如说幽门瘢痕、畸形、狭窄造成的梗阻，不可只用旋覆代赭汤，要解决幽门瘢痕形成的狭窄。第二，治的是本脏病，不包含其他疾病。很多疾病表现为胃的症状，但不是慢性胃炎、胃溃疡，可能是肝脏、胆道疾病导致的消化道症状。比如心衰病人不思饮食，单纯用治疗胃病的方法也无效。哪个脏的病应该去治哪个脏，而不要把它都当成慢性胃炎、胃溃疡去治疗。如果形质病导致了肠上皮化生、萎缩性胃炎、不典型增生，要发生胃癌了，要用治疗形质病的办法治疗。所以用这个方法治疗气化病，并且是治疗本脏病，不包括形质病和神志病。一个慢性肝炎出现消化不良、胃部饱胀、食欲差等，用前面讲的这些方去治疗，没有效，要认识到那是慢性肝炎的消化症状，不是胃的问题。再比如说，一个上腹饱胀的癌症患者，表现为偏寒的中脘病，有医者开厚朴生姜半夏甘草人参汤，吃了半年不见效，就抱怨：按吴老师的办法治疗半年都不见效。其实患者是个胃癌，这么治疗半年，都快死了。所以说，要活学活用。

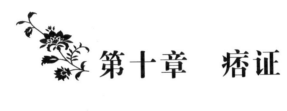

第十章　痹证

"痞"证，即上腹胀满。痞，"疒"加个"否"。易经有一卦，就叫否卦，天地不交，阴阳逆乱，就形成痞。中医讲的痞在哪里？在中焦胃的部位。天气下降地气上升，天地气交在中焦。对于痞需要注意：胃上口贲门到幽门之间的胀满，就是《伤寒杂病论》讲的"心下"胀满，称之为痞，往下是下腹的"胀满"。

一、痞分"虚痞"和"实痞"

痞分两大类：一个是"虚痞"，一个是"实痞"。当然，这个虚和实的区分不是我们后世讲的"虚"和"实"。"虚痞"在《伤寒论》讲的是"胃中空虚"，不是后世说的"脾虚"的意思。所谓"胃中空虚"，就是感觉胃内胀满但没有东西，不是由胃内容物和新生物形成的胀满。

如果是由胃内容物和新生物形成的胀满，称为"实痞"，即胃内有内容物。一是胃内有食，吃进去的东西不消化，没有由胃排向肠而停滞在胃中；或进食不节制而伤食，称为"食痞"。二是叫"水痞"，胃里停的不是食物而是水，这个水主要是消化液，也包括喝进去的水。因为胃不断分泌消化液，还有食道分泌的消化液流到胃，喝进去的水在胃里面也需要吸收。如果胃的分泌吸收失衡，就导致胃里面的水很多，停于胃内。《伤寒杂病论》中所讲的"水渍入胃"导致的上腹胀满，叫作"水痞"。三是"瘤痞"，是胃中长肿瘤了，这种情况下导致的"痞"，就是上腹胀满，我们不能当成普通的半夏泻心汤证治疗。"瘤痞"有两种情况：一种情况是在胃中长了一个大肿瘤，在胃里形成了一个占位，导致了"痞满"。患者表现为不想吃东西。第二种情况是肿瘤没有长在胃腔里，它沿着胃壁爬行。虽然在胃腔里面没有大肿瘤，但是胃要收缩靠的是胃平滑肌运动，肿瘤沿着胃壁爬行，进而破坏了胃平滑肌的运动。胃里头虽然没有肿瘤，但胃像铁桶一样不能收缩，叫作皮革胃。所以，瘤痞又分了两种，一种是占位，在上腹部摸到坚韧如石的东西，把胃空间给占了；第二种是皮革胃，肿瘤没有长在胃腔，而是沿着胃壁爬行，把胃变得像皮革和铁桶一样不能收缩，也形成痞。

因此我们治疗痞证，首先要鉴别是"虚痞"还是"实痞"。《伤寒杂病论》中讲虚痞——"胃中空虚"，就是"虚痞"；"实痞"——即胃里面有内容物，如有水（有消化液，也包括喝进去的水）、有食物，还有瘤。

《伤寒杂病论》中三个泻心汤："半夏泻心汤""生姜泻心汤""甘草泻心汤"。"甘草泻心汤"见于"伤寒中风，医反下之，其人下利日数十行，谷不化，腹中雷鸣，心下痞鞕而满，干呕心烦不得安。医见心下痞，谓病不尽，复下之，其痞益甚。此非热结，但以胃中虚，客气上逆，故使鞕也，甘草泻心汤主之。"为什么"医反下之"？因为患者觉得胃脘痞满，医生就用下法。为什么下了能减轻胃脘的痞满呢？胃实而肠虚，肠实而胃虚。一个人如果上腹胀满，同时伴有大便秘结，说明肠道有大便停留，导致腹压升高，腹胀满，摸着鼓鼓的，抑制胃中食物排空到肠道，用大黄去泻下。泻下之后食物由胃排空到肠，胃的痞就会减轻。为什么"复下之，其痞益甚"？因为它不是阳明有热结，导致大便不通的痞，是虚痞——胃中虚，胃里没有停留食物，是"客气上逆，故使鞕也"，用甘草泻心汤，这属于虚痞。

二、虚痞的治疗

1. 寒热错杂证用半夏泻心汤

半夏泻心汤治寒热错杂痞，症见痞、呕、利，上腹胀满，同时伴有恶心和大便稀溏。方中用黄连、黄芩泻心火，用半夏干姜温胃，半夏能治呕，干姜能治利。如果有腹泻，"利"得厉害加甘草，就是甘草泻心汤；如果"呕"得厉害加生姜，就是生姜泻心汤，总之是寒热错杂证。

2. 虚实错杂证用厚朴生姜半夏甘草人参汤

"发汗后，腹胀满者，厚朴生姜半夏甘草人参汤主之"，为什么发汗后腹胀满呢？因为用麻黄发汗，麻黄里面有麻黄碱、伪麻黄碱、次麻黄碱，即有拟肾上腺素作用。感冒之后肾上腺素分泌增加，所以感冒后脾虚的人会出现纳呆，再用麻黄去发汗，进一步抑制了胃肠道蠕动，故而脾虚的人感冒后不思饮食。脾虚的人用感冒药——麻黄发表，或者服用含有伪麻黄碱的感冒药，整个消化道的动力都会被拟肾上腺素药物所抑制，导致腹胀，这个腹胀可表现为上腹胀，也可以表现为下腹胀，上腹胀就是我们讲的"痞证"。

张仲景的行文很有意思。发汗后的上腹胀不只是"痞证"。因为感冒后如果强制吃东西，进食后由于麻黄碱抑制消化道的运动，食物就停留在胃中。如果食物停留在胃中就不是一个"虚痞"了，没有进食是"虚痞"。"发汗后，腹胀满"，什么叫"腹胀满"？"胀"，是自己觉得胀。用眼睛看到肚子鼓，这是"满"。"胀"是自己的主观感受，"满"是一种客观体征。有时候腹胀并不代表腹满，患者说肚子胀，你摸着腹壁很软，摸着一点力气都没有，那是虚胀，用人参、甘草。病人自己觉得胀，我们看着鼓，是个实胀。厚朴生姜半夏甘草人参汤用于虚实错杂证，看着腹满那是实，实际上还有脾虚，所以重用厚朴、生姜，其次半夏，然后甘草、人参，用厚朴、生姜除胀，用甘草、人参健脾，治虚实错杂的胀，这是张仲景治疗痞证的一个特点。

寒热错杂的痞是用黄芩、黄连配干姜、半夏。虚实错杂的腹胀满是用厚朴、生姜、半夏，配甘草、人参，它的配伍特点是重用厚朴、生姜、半夏。张仲景的方子多数是急则治标，我们以为他在治本，实际是注重治标，脾虚为本所以加甘草、人参。因为吃了感冒药，抑制胃肠道蠕动，就重用厚朴、生姜、半夏增强胃肠道蠕动，配甘草、人参扶正，可缓解腹胀。腹胀缓解后用理中丸治疗脾虚。他的思路与一般中医开方不太一样。我们治疗这种发汗后腹胀满，因为脾虚会用四君子汤补脾，加陈皮、半夏、木香、砂仁就是香砂六君子汤。用香砂六君子汤也有效，但见效很慢，需要吃几天或者几周。如果用厚朴生姜半夏甘草人参汤，吃一剂，胃马上蠕动。有时吃药一小时以后胃就开始蠕动，这就是张仲景的思想。所以经方见效很快就在于治标，直接向腹胀而去，然后再考虑脾虚，用小剂量的甘草、人参，胀缓解以后再用理中丸，当然不一定是理中丸，我只是给大家讲个例子而已，不一定学得这么教条。

3. 木克土

很多患者胃不舒服，上腹胀，用厚朴生姜半夏甘草人参汤治疗，但是不见效；可能是补虚的作用不够，再来点香砂六君子汤，又不见效；是不是胃里有停食，用保和丸，还不见效。怎么办？这是木克土造成的胀，患者有肝炎、肝硬化、胆囊炎、胆结石等肝胆疾病，需要疏肝。所以我们摸他腹部时，顺便摸一下胁下墨菲氏点有没有肌紧张，肝脏大不大，如果出现阳性反应，说明这个人有胆道疾病、肝脏疾病，这个胀需要用四逆散。我们很少考虑到慢性胆囊炎、慢性肝炎引起的腹胀，只知健脾、理气，忘了还有木克土。

4. 湿阻气机

胃肠道需要阳气来推动蠕动，需要阴液（消化液、消化酶）来促进消化，而湿盛就会闭阻气机（湿阻气机是湿邪的一个特征），导致腹胀，我们用藿朴夏苓汤，这是温病学派的一个典型方。舌苔特别白厚，湿很重，腹胀怎么也去除不了，用藿朴夏苓汤也没有效，可用加减达原饮。

加减达原饮是我们治胃胀的一个验方：

【组成】草果 9g　槟榔 12g　厚朴 3g　藿香 9g　木香 9g　砂仁 9g　甘松 15g　苍术 15g　半夏 15g　茯苓 9g　通草 3g　薏苡仁 60g

草果 9g、槟榔 12g、厚朴 3g 出自达原饮，然后加藿香 9g、木香 9g、砂仁 9g、甘松 15g、苍术 15g 芳香化湿，半夏 15g、茯苓 9g 利湿，再加通草 3g 宣通，最后加薏苡仁 60g。这些都是芳香化湿和利湿的药，为什么要加薏苡仁 60g？首先考虑有没有 EB 病毒的感染。这种情况容易合并 EB 病毒感染，而且合并 EB 病毒后容易造成胃癌，所以这种人首先要去摸他的淋巴结，查他的 EB 病毒抗体。舌苔表现为厚腻苔，也可以伴有鼻炎，鼻腔的炎症，容易发生鼻咽癌，这其实是很好判断的，但很多人不知道。10% 的胃癌与 EB 病毒感染有关系。我们要用加减达原饮结合肥儿散，蜈蚣、天龙这些药，吃了以后促进他的消化运动。EB 病毒感染有个特点，它是疱疹病毒，疱疹病毒可以嗜神经，引起感染，所以可以抑制胃的蠕动。

治疗寒热错杂的虚痞用半夏泻心汤，虚实错杂用厚朴生姜半夏甘草人参汤。木克土导致"痞"，治疗关键是要疏肝利胆选四逆散，四逆散有枳实通便，芍药利胆，疏肝利胆缓解胀气。湿阻气机引起的"痞"一般用藿朴夏苓汤，严重的用加减达原饮，尤其治疗有 EB 病毒感染的。这是我们讲的虚痞——"胃中空虚"的治疗。

三、实痞的治疗

1. 食痞

最常见的"食痞"是饮食不消化。"食痞"最简单的治疗办法就是吐法，如瓜蒂散。因为痞在上，食积在胃，直接就可以吐出来，用吐法。但是现在用的比较少，因为怕引起吸入，又不方便回家去使用，就用攻下法，用保和丸消导。消法也属于攻法，还可以用大黄。什么样的"食痞"可以用大黄呢？第一，患者体质壮实，脾虚停食不能用大黄，会使患者更虚；第二是伴有便秘，便秘导致腹压增高，抑制食物由胃向肠道排空，从而引起胃痞，用大黄去下和用保和丸去消都属于攻法，根据情况分别使用下法和消导。治疗"食痞"第三个方法是补，为什么食物停留在胃呢？因为脾胃虚弱，患者稍微吃多一点就饮食不消化，所以就攻补兼施，这个补不是纯补。先用枳术丸加减，李东垣在枳术丸的基础上，加减了很多的方。等饮食消化后就坚持服用七生散，消导健脾胃。急则先用枳术丸，缓则用七生散，这就是"食痞"的治疗。

2. 水痞

水渍入胃，《伤寒杂病论》讲到茯苓甘草汤，用茯苓、甘草、桂枝、生姜。它和苓桂术甘汤的区别就是去白术加生姜，因为白术健脾，生姜温胃，水渍入胃，所以不用白术健脾，用生姜温胃，生姜能够促进消化液的吸收，抑制分泌，促进腺体吸收，吃了会口干舌燥。生姜还是上消化道的动力药，呕者加半夏、生姜，生姜能促进胃的蠕动。所以苓桂术甘汤去白术加生姜就是茯苓甘草汤，治疗水痞。患者主诉一吃饭胃就哗哗地响，触诊会有振水声，一看胃镜胃内有液体，看CT也看到胃内有水。无论患者主诉还是检查都显示胃内有水，四诊合参相符，这就是"水痞"。

3. 瘤痞

最后一个是"瘤痞"，就是癌症。癌症比较复杂，直接从胃癌治就可以了。我们在此处就不再详述。

四、调神

当然，治疗痞证还有一个特殊的办法，叫作调神。调神可以治疗痞证，用哪个药调神？用精制马钱子。把马钱子用油炸透，如果炸不透的话，吃了马钱子要中毒。制马钱子的方法有好多种，炸是一种，但至少要制透。每天 0.3~0.6g，不超过 0.6g，为细末吞服。马钱子的特点是兴奋神经，不光兴奋自主神经，还兴奋运动神经，治疗中风和肌无力都可以用。它是一个神经兴奋药，作用非常强。通过兴奋神经，导致蠕动增加，增强食欲，增强消化液的分泌，所以它能治疗胃麻痹。马钱子不能直接治胃，只是直接治疗神经中枢，兴奋中枢神经系统，是一个调神的药。张锡纯说："马钱子为健胃妙药，少少服之，但令胃腑运动有力"，促进食物的吸收，这个药非常好。马钱健胃丸：炒白术四两，制好马钱子一两，二药调匀，水和为丸一分重，饭后服 5 丸，一日再服。

甘松也能够调神，有类似马钱子的作用，但是甘松不像马钱子那样作用强。马钱健胃丸就是白术加马钱子，马钱子兴奋神经治标，白术治本，还是一个标本兼治的方法，是从调神的角度来治疗痞证，不光能治痞，还能开胃，既是治痞法，也属于开胃方。治疗痞证而纳呆就用马钱子，这是一个特殊的方法。

第十一章 开胃法

第一节　食欲

食欲是人的七情六欲之一。食欲不好有几种原因：第一是腹胀，高度腹胀则没有食欲，当胃排空以后，食欲中枢是兴奋的；第二是味蕾接触不到食物，味蕾被舌上的角化上皮细胞覆盖，味蕾接触不到食物，感觉不到味道，导致没有食欲；第三是没有唾液，食物不能溶解到唾液中，食物溶解在唾液中，味蕾才产生味觉，完全没有唾液刺激味蕾，也没有食欲。

一个患者，她的味蕾完全能够接触食物，又有唾液，肚子也不胀，食欲却不好，原因在哪里？在大脑，这是中枢性的食欲差。而中枢性的食欲不好，用胃动力药没有效果。

厥阴病乌梅丸证有一条"饥而不欲食者"，有饥饿感但不想吃。例如一名患者食欲差，最初用的甘露消毒丹、五苓散，治疗效果不好，病情在进展，她还有口干，后半夜早醒，这个病没有转出少阳，不是在少阳经，是在厥阴经，要返回去治厥阴经。用厥阴经的药治疗她的中枢系统。中枢神经性内分泌紊乱导致的食欲差，用乌梅丸治疗。乌梅丸能够调节神经系统的兴奋性。乌梅丸证的中枢神经兴奋性表现是混乱的，有时候表现得很兴奋，有时候表现得很抑制，乌梅丸正好有双向调节的特点。小柴胡汤也是双向调节，小柴胡汤证有时大便干，有时大便稀。这种患者的食欲不好，使用疏肝开胃药物效果不会好，因为他是中枢性的食欲不好，病在厥阴，所以用乌梅丸。

第二节　开胃法概论

胃病经常会出现食欲不好，增进食欲的办法包括：一微芳法、二微辛法、三微苦法、四升胃法、五养阴法、六温阳法、七调神法。视觉、嗅觉、味觉，乃至于听觉都会作用于中枢神经系统，增强我们的食欲，食欲不好需要判断是中枢性的还是外周性的，这个可以在舌苔上区别。舌头上有一层黏膜，我们叫作舌苔，舌苔是舌的角化上皮，通常是白色。在舌苔下面，有一个个小点，就是味蕾的开口。食物溶解在唾液里，味蕾就能够接触到食物，食物的化学成分就刺激味蕾，使我们感知酸、甜、苦、辣。这是我们形成食欲的重要机理。食欲是怎么形成的？首先要有联想以及嗅觉刺激、味觉刺激，然后要有唾液。如果严重口干，食物不能充分溶解在唾液中，影响味蕾的感觉，就会影响食欲。厚腻苔有两种：一种厚腻苔很紧，苔与苔之间没有间隙，这种人舌头上角化的上皮把味蕾覆盖了，味蕾接触不到食物，人就没有食欲；另一种厚腻苔质地疏松，能明显看到苔与苔之间的间隙，间隙就是味蕾开口的地方，味蕾没有被覆盖，食物就能够刺激味蕾产生食欲。第一种厚腻苔很紧，"湿在脾胃"不想吃东西；第二种厚腻苔很松，"湿"不在脾胃，因为人身上很多地方都可以有"湿"，不是脾胃的问题，用芳香化湿药物效果就不好，不是胃肠道的动力减退，用健脾药物常常没有效。如果我们有一点现代医学的知识，再去看舌诊，看到的东西就不一样。

第三节 开胃七法

一、微芳法

微芳法治疗湿阻气机导致的清阳不升、浊阴不降。浊阴不降就是胃里的食物不往下行，影响食欲。芳香的药含有挥发油，含有挥发油的药物走上焦，通过宣肺改善食欲，代表方：薛生白《湿热病篇》五叶芦根汤："湿热证，数日后腹中微闷，知饥不食，湿邪蒙绕三焦。治宜藿香叶、薄荷叶、鲜荷叶、枇杷叶、佩兰叶、芦尖、冬瓜仁。"（这是薛生白的方，这个人很了不起，他的书很有特点）。此方也可以少佐龙胆草 3g 或黄连 3g，湿重者可入石菖蒲，石菖蒲是开胃药，能够提高食欲，温病经常用它。五叶芦根汤还可以加石菖蒲、郁金。微芳药物能够化湿，化湿就能够开胃。舌苔厚腻用芳香化浊药物把舌苔退下去，味蕾能接触到食物，有味觉了就想吃东西，所以说微芳法治从上焦。

二、微辛法

微辛走窜，开阳明之痹，刺激味觉，激动胃神。微辛法治从中焦：一为丁香、花椒、草果之属，宜入食饵调味；或用李东垣方，生姜两三片、肉桂粉 1~2g。辛有走窜作用，开阳明之痹，刺激味觉，激动胃神，助胃阳磨谷（增加胃动力），助胃阴腐熟（增加胃液分泌）。阳明纳运相更，水谷下行则知饥欲食。胃排空良好，人就有食欲。阳明纳运相更就是胃的运动和腐熟。辛味药物含有挥发油，属于胃肠道疏风药，能够促进胃肠道的蠕动，把食物往下推进，胃里没有食物，人就产生食欲。比如丁香、花椒、草果、生姜、肉桂等都是日常烹饪调料，烹饪调料很多都是辛味药物。这些药作为胃肠道的疏风药，刺激胃肠道的蠕动，还能刺激嗅觉引起食欲，所以说微辛法治从中焦。

三、微苦法

辛开苦降，降则受纳，苦能促进食物下行，常用黄连、大黄、龙胆草等药物。便秘选大黄，治从下焦，肝胆湿热选龙胆草，苔黄选黄连，通常只能选一味，所以叫微苦。常用剂量0.5~3g，熬汤药用3g，吞服用0.5g，一定要饭前服用。大剂量苦药能伤胃，小剂量苦药能健胃。饭前服用一点微苦药物可以刺激唾液分泌，而饭后服用就败胃，如果用大黄，饭后服用就走下焦了。薛生白的苏叶黄连汤（苏叶6g、黄连3g）和吴鞠通的半苓汤是两个代表方。这两个方共同特点是黄连剂量很小，都是一钱（约3g）。如果是散剂，黄连剂量更小（0.3~0.5g），可以直接刺激胃酶，增强食欲。

四、升胃法

胃气不升，元气不生，不思饮食。用升提药如柴胡、防风、升麻，使清阳上升，浊阴下降，促进胃的排空。例如胃下垂，食物停留在胃中不往前推进，引起食欲差，这时用升麻、柴胡、防风，把胃气升上来，清阳上升，促进浊阴下降，胃排空后，食欲好转。治疗胃下垂要用补中益气汤加防风升胃，加枳实促进浊阴下行。这是治疗胃下垂伴有食欲不好的常用办法。

五、养阴法

养阴法用来治疗阴虚导致的食欲差。胃阴亏虚，饥而不欲食，胃中灼热，舌红少苔。这就是中医讲的胃阴亏虚，釜中无水，水谷不熟。我们用甘酸柔润，乌梅、芍药之类药物治疗。酸能养阴，乌梅、芍药能够促进消化道腺体分泌。"望梅止渴"是通过视觉刺激中枢神经系统，导致唾液分泌。吃乌梅，是直接作用于味觉。胃阴虚的人唾液少。在咀嚼的时候，食物不能溶解在唾液中，味蕾不能充分接触溶解的食物，得不到化学刺激，就不能够产生味觉，或者味觉敏感度降低，导致食欲不好。单用乌梅、芍药、山楂，这些酸味药效果不好，需要加生地、石斛养阴促进消化道腺体分泌。乌梅、芍药治标，生地、石斛治本，标本兼治，效果最快。

六、温阳法

锅里没水，饭煮不熟，锅下面没有火，饭也煮不熟，这时需要温阳。西医认为蛋白同化激素能够刺激食欲。哪些激素可以刺激食欲呢？例如雄激素，男性体内是雄激素占主导，雄激素是个蛋白酶同化激素，能够刺激食欲，增强蛋白质合成代谢，所以男人比女人壮。女性怀孕后，孕激素大量分泌，孕激素能够改善食欲。西医常常用甲羟孕酮，或者甲地孕酮来改善食欲，改善肿瘤患者的食欲。因为雄激素容易导致男性化，所以很少用雄激素来改善食欲。还有小剂量皮质激素，也能够促进胃酸分泌，增强食欲。有的人做化疗，越做越能吃。其实不是做化疗能吃，是在他化疗期间用的皮质激素，改善了患者食欲。这些激素都有改善食欲的作用，都表现为中医的"阳"。需要注意甲地孕酮容易形成血栓，有血栓史的人不能用。我们中医用九香虫、蜂房、砂仁加甘草来改善食欲。剂量要小，炙甘草少于3g能健脾。九香虫很臭，炒熟后臭气挥发掉，就变得特别香，它能够开胃，能够壮阳，和西医的激素有一样的作用。蜂房也能开胃、壮阳。这些药物就是蛋白同化激素，治疗肾阳虚食欲差。

七、调神法

调神法适用于胃瘫伴有痞的患者。胃的蠕动功能减退，导致腹胀，因为腹胀，食欲差。调胃神，可以直接用马钱子。马钱子能够作用于中枢神经系统，促进胃的蠕动，促进消化液的分泌，增强食欲。还有一种神经性厌食也需要调神，神经性厌食的代表是百合病，用百合地黄汤。"或有不用闻食臭时"，有的时候想吃，有的时候不想吃，有的时候闻不了食物的味道，用百合地黄汤加减。这是胃神经官能症，也需要调神，和马钱子都属于是调神法。

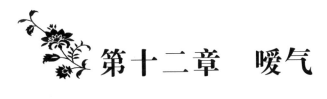

第十二章　暖气

正常情况下人体的胃底是储存气体的，胃体装食物。胃底有气体存在，饮食物量大时也储存食物，通常只有气体。胃部收缩，贲门括约肌放松，气体从胃底反流到口腔，就发生嗳气。这个反流的过程同时可以把食物带出来。

导致嗳气的原因是胃内气体或食物太多，一般原因是气体过多，也可以是膈肌、腹壁、臌肠压迫胃底导致嗳气。胃底上面是膈肌，膈肌下降压迫胃底，胃被挤压，导致气体通过贲门返回口腔，这是膈肌从上往下挤压；腹壁肌肉紧张，从外往内挤压，压迫胃底，导致气体反流出来；还有"臌肠"比如肝硬化患者，高度腹胀，肠子很鼓，从下往上压迫胃，也可导致气体反流至口腔。肝硬化导致严重肝衰竭、肝腹水、高度腹胀，肠道压力太高引起的嗳气不好治。

嗳气分两种类型，一种是气嗳，嗳出的是气体；一种是食嗳，嗳出的是食物。

一、气嗳

《温病条辨》上焦篇曰："太阴湿温，气分痹郁而哕者，宣痹汤主之。"上焦宣痹汤就能够治疗气嗳。我们讲过三纲两常辨证法，贲门和胃底是上焦，归太阴肺所主，所以用上焦宣痹汤。这是温病学派的方，再加枳壳、苏梗、藿梗之类理气药，随证加减治疗气嗳。

气嗳还有一种情况，神经性嗳气。就是患者自己咽下好多气体，导致的嗳气，患者自己不知道，这是神经官能症。

消化道内的气体包括两种：一是我们饮食吞咽到胃里的气体。胃内的气体被挤压至口腔，是嗳气；二是食物在肠内发酵产生的气体，肠道产生的气体往下走，是矢气。气积在肠，是矢气；积在胃，是嗳气。一个是满而矢气，一个是痞而嗳气。

二、食嗳

食嗳指的是食物反流出来，嗳出的东西是食物，食嗳分四种类型：

1. 嗳腐

嗳出的食物臭不可闻。进食酒肉过多，吐出来之后，臭不可闻，这就是嗳腐。治疗嗳腐用保和丸重用山楂。

2. 嗳酸

胃酸分泌过多，胃气上逆，嗳出物伴有酸臭味，治疗用化肝煎去白芍加乌贼骨、法半夏、神曲。乌贼骨配浙贝（化肝煎原方用土贝，我们用浙贝）是乌贝散来制酸，还可加点赭石降胃气，促进胃肠道蠕动，让胃酸下降。西医治疗也是用胃动力药加制酸药。

3. 嗳苦

嗳出的东西很苦，伴有口苦，这是胆胃气逆，也就是胆汁反流。我们用黄连温胆汤加吴茱萸、山楂治疗。还可加其他利胆药物，比如苏叶和胃利胆，促进胆汁排泄。

4. 清嗳

嗳出的东西没有酸腐臭味叫作清嗳。清嗳属于虚证，主要是因为脾虚，要用七生散重用谷芽、麦芽。

治疗嗳气需要降胃气，这是治标。降胃之后，随证治疗：嗳腐要加消食药；嗳酸就用制酸药；嗳苦，胆汁反流，就用利胆药；清嗳，加补脾药。治标其实比治本要快。

嗳酸其实就是后世所讲的反酸，都是胃腑蕴热，胃酸分泌过多，胃气上逆而出。

反酸要与泛酸区别：反酸是从胃里反出来，泛酸是从口里泛酸水。反酸时往往有腐败食物一起出来，嗳腐和嗳酸常常合并在一起，所以酸臭难闻。泛酸是酸而不臭，患者自己觉得酸但是没有臭味。泛酸指口吐酸水，口吐清水其味甚酸，比如说泛泛欲吐，呕吐之前常常泛酸，我们用小半夏加茯苓汤治疗，如果脾虚湿盛，气不摄津，用理中丸加益智仁治疗。

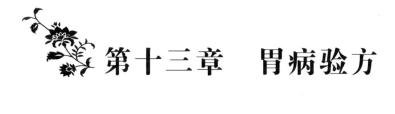

第十三章　胃病验方

一、肥儿散

【组成】蜈蚣 30g　天龙 30g　鸡内金 60g　山药 60g

【主治】小儿反复感冒，消瘦，纳差，多汗，伴见颈部多发淋巴结肿大。

肥儿散是治疗伏邪成巢的一个验方。前面讲过伏邪结巢成劳，它形成的原因是因实致虚。正因为它是因实致虚，因邪成劳，所以它的基本治法是攻补兼施，以攻代补，这就和其他病的治法有区别。另外，因为有病邪，还要托邪外出，代表方如大黄䗪虫丸治疗干血劳。

首先要从人类疱疹病毒Ⅳ型（EB）病毒感染讲起，儿童常见。有的儿童发生 EB 病毒感染以后，引起传染性单核细胞增多症，症状是发烧，下午明显，也就是张仲景讲的"日晡所发潮热"。舌苔厚腻，一身困重，其实就是风湿在表，属于血中单核细胞增多，可以引起淋巴瘤、淋巴细胞白血病、鼻咽癌以及胃癌（大约占 10%）。儿童 EB 病毒感染，临床经常误诊，尤其在农村和基层，许多大夫不认识这个病。其实就是风湿在表，属于《金匮要略》讲的"病者一身尽疼，发热，日晡所剧者，名风湿。……可与麻黄杏仁薏苡甘草汤"。我们就是用麻杏苡甘汤加味来治疗这类感染，重用 90g 薏苡仁专门来针对 EB 病毒，因为薏苡仁是治疗 EB 病毒的一个专药。这里薏苡仁用 90g 是成人用量，儿童要减量。在麻杏苡甘汤的基础上，重用薏苡仁，加升麻托邪，牡丹皮凉血，大青叶清营分，酒黄芩清气分，再加桑寄生补肾，就是验方托里透毒汤。

如果 EB 病毒感染没有得到及时处理，常常慢性化。EB 病毒感染淋巴细胞，导致颈部淋巴结肿大，儿童常常出现：第一，反复感冒；第二，消瘦，纳差，多汗。这是儿童常见的虚证。很多人认为虚劳只有成人有，实际上儿童很常见。但是，这类疾病有一个独特的临床表现：颈部多发淋巴结肿大，它是 EB 病毒感染导致的。很多中医用补法、攻邪或者消导，往往没有效果。我们用肥儿散。

肥儿散是攻邪败毒的处方。君药蜈蚣配天龙，攻风化痰败毒，这两个药专门治疗颈部淋巴结肿大，再加鸡内金和山药。鸡内金出自张锡纯的十全育真汤，虚者用鸡内金。鸡内金是鸡胃膜，中医认为鸡内金善于消导化积、消癥，它有攻邪的作用，但是它也有补的作用，能固精，攻补两用。所以，十全育真汤治虚劳。如果虚弱很明显，去三棱和莪术，用鸡内金。肥儿散是散剂，散剂是复形质，怎么去复形质呢？根据儿童的年龄，年龄大一点的小孩用 3g 蜈蚣、3g 天龙、6g 鸡内金、6g 山药，加起来 18g，一次 6g，一天 3 次。除了鸡内金，还用了山药，这是出自薯蓣丸。"虚劳诸不足，风气百疾，薯蓣丸方主之"，薯蓣丸也是治虚劳且有伏邪的一个处方。如果舌苔很厚腻，可以把山药换成薏苡仁，那就是麻杏苡甘汤。验方托里透毒汤，就是舌苔厚腻加薏苡仁。这个病如果不及时处理，这个小孩成年以后，伏邪成巢就容易发生癌症，如鼻咽癌、淋巴瘤和胃癌（这类胃癌往往舌苔厚腻），当然不一定成年以后才得癌，淋巴瘤、白血病儿童也多见。肥儿散与大黄䗪虫丸是相同的思路，都是伏邪成劳，以攻代补的办法。肥儿散仅仅四味药，蜈蚣、天龙、鸡内金、山药，其实不用鸡内金和山药也一样有效，但是加上鸡内金和山药效果更明显，见效更快。而且山药和鸡内金选的也很巧妙，患者纳差，不吃东西，用鸡内金可以开胃，用山药也可以开胃；多汗，风气百疾，山药能够治疗，鸡内金也能够固精敛汗，但是这个方去了蜈蚣和天龙，单用这两个药效果不好。

这是千锤百炼出来的一个验方，看似很简单，只有四味药，实际上不是随便拼了四个药，它和大黄䗪虫丸如出一脉。大黄䗪虫丸攻邪，地黄扶正，黄芩清透伏邪，而肥儿散用了蜈蚣和天龙，没有用其他的药物。肥儿散味道好，只有点儿肉味，散剂给小朋友吃容易服用，如果加上其他的药小朋友吃起来就困难，这个药简单、直接、有效、口感好。

肥儿散直接用了蜈蚣和天龙，没有用黄芩。这个病不光有热，重在有毒。毒邪聚集在颈部，感染淋巴细胞，导致颈部淋巴细胞肿大。虽然形成的肿物是良性的，但它有毒。毒邪聚结导致反复感冒、消瘦、纳差，导致劳病。痰凝、血瘀、毒聚，伏邪能够聚结成毒，所以我们直接用蜈蚣、天龙来治疗它。因为"冬不藏精，春必病温"，我们用了山药。从伏邪角度去理解肥儿散，使用就会有很多新的体会，尤其是要理解以攻代补治疗伏邪成劳。大家结合对伏邪病机、伏邪成劳的讲解以及对大黄䗪虫丸的讲解，理解会更加深刻。

二、七生散

一个具有开胃功效的吴门验方——七生散，方中的七味药都是生用。

【组成】生麦芽 30g　生谷芽 30g　生山楂 30g　太子参 30g　生山药 30g　生鸡内金 15g　生甘草 6g

【功效】生麦芽消食疏肝，生谷芽消食开胃，生山楂消食活血降脂，生鸡内金消食化积，食物在体内停滞日久形成积聚，太子参能够补脾，生山药消食补肾，脾虚日久伤肾（太阴传少阴），生甘草调和诸药。

这个处方能够开胃，有几点需要注意：

（1）方中麦芽、谷芽等药富含维生素（尤其是 B 族维生素）和消化酶，消化酶是蛋白质，不耐高温，炒制后酶活性降低，所以要生用。一般情况下补脾药炒制之后健脾作用增强，但是开胃作用会减弱，比如白术含挥发油，可以促进肠道蠕动，生用通便，炒制后挥发油流失，可以止泻。生用开胃作用强，炒用健脾作用强。

（2）生麦芽、生谷芽、生甘草含有多种维生素，尤其是 B 族维生素，可以治疗消化不良。有的患者受凉或是吃水果胃就不舒服，甚至腹泻，B 族维生素就缺乏，经常发生口疮、舌炎、口角溃烂。舌苔如地上之微草，由胃气所生，要恢复其苔，就要用生麦芽、生谷芽、生甘草之类的药。

另外还有几点要说明：①脾病日久及肾，太阴传少阴，后天传先天，所以方中用太子参配山药。②消化不良日久成积，需要攻补兼施，所以方中用鸡内金与太子参、山药同用，既可消化食物又可化积。③方中生麦芽舒肝，生谷芽健脾，生山楂活血，三者都可以消食。麦芽、谷芽消面食，山楂消肉食，以不同的消食作用来针对疾病的多种情况。④甘草、谷芽、麦芽都含生生之气，所以方中选用太子参没有选人参，选山药而未选熟地，都是很温和的药物，也没有用扁豆，因为生扁豆有毒，要炒熟。

整个处方非常平和，其功效重在开胃而非健脾，主治食欲差，还有一个好处就是可代饮食。患者食欲差不想进食，喝一碗药，就更不想进食。此方为散剂，用水送服就可以作为饮食，慢慢恢复患者的脾胃之气。

此方与肥儿散互为对方，肥儿散以攻代补，此方以补为主，攻补兼施。肥儿散针对颈部淋巴结肿大，尤其是合并 EB 病毒感染，而本方主要针对一般脾虚胃口不开的患者，早中晚各服一勺，一段时间以后胃口就恢复了。肥儿散证患者服用此方无效，因为有伏邪（EB 病毒感染），不能补要攻，以攻代补。

三、滋生流气饮

【组成】柴胡 9g　白芍 9g（木）　　白术 9g　茯苓 9g　党参 9g

黄芪 30g　甘草 6g（土）　半枝莲 30g　醋莪术 9g（火）　浙贝母 30g　制半夏 9g（金）　熟地 30g　山药 30g（水）

【主治】萎缩性胃炎、肠上皮化生、不典型增生、胃癌。

滋生流气饮是治疗胃病的验方，常用来治疗萎缩性胃炎，肠上皮化生，不典型增生，胃癌。主要是治疗胃癌前病变和早期胃癌。萎缩性胃炎可以导致胃癌。胃内肠上皮化生是一个癌前病变。不典型增生指胃内已经出现变异细胞，容易发生胃癌。显然滋生流气饮治的是形质损伤性慢性胃炎。慢性胃炎是一个气化病，但是慢性胃炎可以导致形质损伤，最后出现胃癌。

中医讲"治未病"。对这种萎缩性胃炎、肠上皮化生、不典型增生，我们及时去阻断它的形质损伤，防止发生胃癌，逆转它的病理改变，就是"治未病"的思想。

滋生流气饮是以五行立极思想制定的一个验方。如何以五行立极思想制订这个验方呢？首先是胃的疾病，用四君子汤，白术、茯苓、党参、甘草加黄芪。这个疾病通常见胃黏膜的萎缩或者胃溃疡，它是一个内痈，所以我们用黄芪、白术、茯苓、甘草补气。与胃病关系最密切的首先是肝，表现为木克土，用柴胡、白芍、莪术，以上就是柴芍六君子汤的架构。慢性胃炎有热象，用清热解毒的半枝莲、白花蛇舌草等药物。因为痰凝、血瘀、毒聚，会形成肿瘤，所以我们除了用白花蛇舌草和半枝莲还加浙贝和制半夏清金制木，就可以防止木克土。再加熟地，山药，滋水涵木。木旺生火，用半枝莲、白花蛇舌草来清火。

总结一下它的组方思路就是：

第一治木，如果患者瘀血重，可以加醋三棱、醋鸡内金。体质偏虚可以去莪术，直接用 30g 鸡内金，这是第一组药。

第二组药，白术、茯苓、党参、甘草、黄芪补土。如果虚证明显，用太子参去党参。患者阴虚，加北沙参和太子参一起用，阴虚明显再加百合，如果气虚不明显直接用北沙参。

第三组药物白花蛇舌草、半枝莲清热毒，痰凝用浙贝母、半夏，如果反酸加瓦楞子。

第四组药用熟地、山药治水。例如黑逍遥散中就有熟地，加山药加强作用。

这是个五行立极的方。丹栀逍遥散治肝，脾虚及肾，所以大家看整个处方，其实就是个黑逍遥散，柴胡、白芍、疏肝，白术、茯苓健脾，这是逍遥散的基础。考虑到要得癌症没有加丹皮、栀子，用了半枝莲、白花蛇舌草；熟地滋水涵木，又加山药来帮助熟地；加浙贝母清金制木，这是化肝煎的架构。土、木、火、金、水的药都有了，这就是五行立极思想，治疗萎缩性胃炎或者萎缩性胃炎肠上皮化生，不典型增生这些癌前病变和早期胃癌确实有效。

四、三泰散

【组成】茯苓 12g　薤白 10g　丹参 12g　莲子 12g　黄连 3g　郁金 6g　石菖蒲 9g　苏梗 6g　山楂 15g　莱菔子 10g　法半夏 12g　草豆蔻 6g　白豆蔻 9g　砂仁 3g　薏苡仁 15g　白术 15g　党参 10g　山药 12g　鸡矢藤 15g　荷叶 15g　草果 3g　蒲公英 30g　桂枝 9g　陈皮 6g　扁豆 10g

【用法】上共为细末，以米酒一粒发酵半日，忌火阴干，蒸鸡蛋服。验方三泰散不是我的处方，也不是师传家传。这个处方是 20 年前我的一个学友赠送，是他家传的处方，值得我们学习一下。

三泰散的配伍：

（1）这个处方有党参、白术、扁豆、薏苡仁、陈皮、砂仁、莲子、茯苓。这是参苓白术散基本成分，但没有用桔梗。肺病咳嗽痰多用参苓白术散培土生金，才用桔梗，消化道疾病不用桔梗。桔梗里有桔梗皂苷，能够反射性排痰，感冒常用它。桔梗皂苷还引起恶心，所以服用大剂量桔梗会让人恶心，这样对消化系统是不利的。这是这个方的妙处。用中医理论解释，桔梗主升，我们要治疗中焦病，所以去桔梗。

（2）健脾化湿消食药物：草果、草豆蔻、白豆蔻、山楂、莱菔子、鸡矢藤。草果消食开胃作用很强，对严重食欲差，普通药不管用的，用草果很有效，除了加入草豆蔻、白豆蔻、山楂、莱菔子这些健脾消食药（草果治舌苔厚腻，山楂消肉食，莱菔子理气除胀），还用了民间健脾消食的一个特殊药物——鸡矢藤。鸡矢藤很温和，是消食开胃的特异性药物。

（3）三泰散的高明之处在于它有独特配伍。胃病首先有炎症，用黄连、蒲公英两个抗炎药。但同时加了薤白和桂枝。偏寒的胃炎可以当胸痹治。中医讲"阳微阴弦"是胸痹的病机，也是偏寒的胃炎的病机，偏寒还加了苏梗。胃炎就有炎症，表现红、肿、热、痛，只是偏寒偏热而已。偏寒是寒热错杂，寒象掩盖热象，看不到热象，要仔细体会，诊断水平很高的人才能看到被寒所掩盖的热象。黄连和蒲公英针对热象。黄连是一个特异性杀灭幽门螺旋杆菌的药物。蒲公英是治疗胃部炎症的特异性药物。两药一个苦寒，一个甘寒。苦寒药用量轻，甘寒药物用量大。小剂量黄连能够开胃，大剂量黄连苦寒败胃，0.5g黄连吞服增加食欲。西医讲苦味剂能够刺激胃酸分泌，黄连配半夏辛开苦降。

（4）久病入血在血分，丹参、郁金入血分。丹参是一个很温和的活血药，也具有开胃的作用。有个处方叫丹参饮，不光治胸痹也能治胃炎。丹参配郁金。郁金能疏肝解郁，治疗木克土的疾病。然后加石菖蒲，石菖蒲能够化痰安神，也能开胃。

所以整个处方就是参苓白术散去掉桔梗，加法半夏，再加山楂、莱菔子、鸡矢藤、草果等消食理气，加荷叶生津，蒲公英、黄连抗炎，加薤白、桂枝治胸痹，加丹参与桂枝配伍活血，郁金不光活血还能疏肝，郁金配上苏梗，都是疏肝药物。

三泰散是个五脏并调的处方。它的服用方法是打成细末，用米酒一粒发酵半日，阴干，忌火，蒸鸡蛋服。"米酒一粒"指的是用来发酵做醪糟的酒曲。酒曲是用来发酵的。把它放到药里发酵，半日就可以。记住药粉是生的，不能用火去烤，阴干后蒸鸡蛋一起吃。鸡蛋的蛋白补脾，蛋黄补肾，是一个脾肾两补的药，卵黄能补充雌激素，人体的性激素主要用它来合成。

第十四章　小肠病

第一节 小肠病概述

一、十二指肠

十二指肠西医疾病包括十二指肠球炎、十二指肠球部溃疡，表现为空腹疼、饥饿疼、夜间疼，也就是太阴病"时腹自痛"。"时腹自痛"就是定点痛，上午11点疼，下午5点疼，我们叫空腹疼和饥饿疼。半夜疼醒叫夜间疼，用小建中汤治疗十二指肠炎和十二指肠球部溃疡有效。如果十二指肠球部溃疡，加当归和黄芪，就是归芪建中汤。十二指肠球部溃疡，是个内痈，与人体体表的溃疡一样，外科指溃疡，溃疡就是痈疽，内痈也是痈疽，这样的痈疽难治愈，用托法当归、黄芪托毒外出。黏膜的损伤不能愈合用黄芪，肌肉的损伤不能愈合用桂枝汤。小建中汤是桂枝汤加味。桂枝汤治太阴病外证，脾主肌肉，肌肉疾病就是太阴病的外证。归芪建中汤补气血托毒外出，促进十二指肠球部溃疡愈合。

二、空肠

空肠主要功能是食物的消化与吸收。空肠疾病主要表现为两方面：第一是腹泻，这种腹泻是消化吸收不良导致的。这种腹泻表现为"腹满而吐，食不下，自利益甚"。"腹满"指肚子胀，消化吸收不良就肚子胀，严重的会伴有呕吐。消化不良食物停留在肠道，就腹满而吐，自利益甚。所以"腹满而吐""自利益甚"指吸收不良。张仲景的条文很有意思。由于吸收不良，导致便溏、腹泻用理中丸。

由理中丸延伸出两个方，如果有热象，寒热错杂配黄连，就是连理汤；如果有胆火，加黄芩就是理中人参黄芩汤。黄连清心（中医认为心与小肠相表里），也能治疗肠道感染。治疗肝胆有疾病的人，出现消化不良导致下利，用理中人参黄芩汤。这和我们前面讲的黄连汤和六物黄芩汤，都是相似的，一个治心，一个治胆。

治疗空肠疾病另一个方是五苓散。五苓散也可以治疗腹泻。《伤寒杂病论》讲的霍乱，就可以用五苓散治疗。五苓散可以治脾虚夹湿型的腹泻。方中的白术治疗太阴内证，桂枝治疗太阴外证。此方能够治疗膀胱蓄水，也能健脾利湿止泻。五苓散和理中丸治疗腹泻的机理不一样。理中丸证病机为脾虚生内寒，以寒象为主；五苓散治脾虚夹湿的腹泻，还能治先干后溏的便秘。先干后溏的便秘是什么原因导致的呢？是肠道蠕动功能减退，大便在肠道停留时间太久所以先干，但它夹湿，水分没有被充分吸收，所以后溏。"病痰饮者，当以温药和之"，所以就用五苓散中的茯苓、猪苓、泽泻，来促进水分吸收，这种便秘腹软。而承气汤证的便秘张力很高，这种便秘腹胀。如果单纯腹泻不夹饮，可用理中丸。

空肠疾病第二个主要表现是便秘。《伤寒杂病论》太阴病篇，用桂枝加芍药汤治疗太阴便秘。"大实痛者，桂枝加大黄汤主之"，如果大便在肠道停留时间太久形成燥屎，用桂枝加大黄汤。怎么区别桂枝加大黄汤和桂枝加芍药汤呢？桂枝加芍药汤治疗的便秘大便不干。大便在肠道停留时间过久，形成燥屎，就用桂枝加大黄汤。例如昨天没解大便，患者今天找你治，就用桂枝加芍药汤。如果患者一周没解大便，来找你治疗，就用桂枝加大黄汤。先用大黄通便，大便通之后还是用桂枝加芍药汤。桂枝加芍药汤和桂枝加大黄汤都是用于治疗肠道消化吸收不良的。

空肠的消化吸收不良，导致肠道蠕动减退。肠道消化不良是动力作用不够，腹部常常偏软。消化不良，肠道蠕动功能减退，可以用桂枝、白术。而吸收不良，伴水分过多，没有充分吸收，就便溏。干姜可以治疗吸收不良。如果夹饮用白术、茯苓。肠道平滑肌蠕动功能减退导致便秘，这是太阴病的内证，因为脾主肌肉，可以用桂枝，来增强肠道的肌力。膀胱括约肌肌力减退，咳嗽导致腹压增加，尿就容易出来，我们用桂枝增强膀胱括约肌肌力。所以膀胱咳夹有水湿用五苓散。用桂枝增强肠道平滑肌的肌力，与增强膀胱括约肌的肌力是一样的。太阴便秘不夹饮的就用桂枝加芍药汤，夹饮的就用五苓散。

桂枝加芍药汤中桂枝增强肠道肌力，芍药解痉缓解肌紧张，这矛盾吗？肠道的运动，是前面一段收缩，后面一段舒张，然后推动大便往前行，舒张的肠道再收缩，后面一段再舒张，大便再往前行，所以调节肠道的运动，既用桂枝，又用芍药。

三、回肠疾病

回肠末端靠近腹股沟，还受厥阴的影响，肠梗阻常常发生在回肠末端。回肠的末端与盲肠交界，盲肠大，回肠小，括约肌肌力减退，回肠就可以套到盲肠上去形成肠套叠。局部出现剧烈的腹痛，"上冲皮起，出见有头足"，就是由于回肠套到盲肠里，这是典型的大建中汤证。

小建中汤治疗十二指肠球炎、十二指肠球部溃疡。理中丸、五苓散、桂枝加芍药汤和桂枝加大黄汤治疗空肠消化吸收不良导致的便秘和便溏、腹泻。回肠最容易形成肠套叠，用大建中汤。

以上是小建中汤、理中汤和大建中汤证的由来。可见张仲景的处方配伍相当有规律。

第二节　理中人参黄芩汤

理中人参黄芩汤是张仲景的方，但是张仲景的这个方有名无方，没有找到理中人参黄芩汤，需要考证出来。理中人参黄芩汤治疗肠道寒热错杂疾病。

太阴脾虚，如果是虚寒证用理中丸，或者用理中汤，但是寒热错杂怎么办？张仲景有个理中人参黄芩汤，由炙甘草、白术、人参、干姜、黄芩组成。就是在理中丸的基础上加黄芩，为什么不叫理中黄芩汤呢？因为它不是在理中丸的基础上加黄芩。此方重用甘草。甘草重用之后这个方就不再叫作理中丸。至于此方的由来，经我们考证是由理中汤——人参汤——桂枝人参汤而来，有一个考证它的过程。

一、"理中人参黄芩汤"出处

最早提到理中人参黄芩汤的是在甘草泻心汤条文。《伤寒杂病论》甘草泻心汤条文说："伤寒中风，医反下之，其人下利日数十行，谷不化，腹中雷鸣，心下痞鞕而满，干呕心烦不得安。医见心下痞，谓病不尽，复下之，其痞益甚，此非结热，但以胃中虚，客气上逆，故使鞕也，甘草泻心汤主之。"它治的是"虚痞"，指的是胃中虚，不是虚寒的"虚"，是个"虚痞"。胃中鞕有虚有实两种。"虚痞"就是指胃里没有东西。如果是"实痞"的话，胃中可能有东西：第一胃里可能有结石；第二饮食停滞在胃里而导致胃胀；第三就是胃癌，胃里长了肿瘤。实痞不可以用甘草泻心汤解决。甘草泻心汤用炙甘草、黄芩、干姜、半夏、大枣、黄连，这里边有炙甘草、黄芩、干姜这三个药。如何变成理中人参黄芩汤呢？林亿在考证这个方的时候发现："上生姜泻心汤法，本云理中人参黄芩汤，今详泻心以疗痞。痞气因发阴而生，是半夏、生姜、甘草泻心三方，皆本于理中也，其方必各有人参。今甘草泻心中无者，脱落之也。又按《千金》并《外台秘要》，治伤寒䘌食，用此方，皆有人参，知脱落无疑。"

所以半夏泻心汤、甘草泻心汤、生姜泻心汤这三个泻心汤应该都有人参，但是甘草泻心汤里没有人参。我们的"伏邪"课程讲到白塞氏病的时候，就讲到甘草泻心汤可以有人参，也可以没有人参，这里不去探讨人参的问题，就知道它都来自于理中丸、理中汤。理中汤是人参、白术、干姜、炙甘草，方中有炙甘草有干姜，有人参，半夏泻心汤用理中汤去掉了白术，因为此证痞、呕、利。有痞有呕，呕者用半夏，所以去白术加半夏和胃止呕。痞证寒热错杂又加黄芩、黄连。当然在甘草泻心汤里还有黄芩、大枣、炙甘草，这是黄芩汤的架构，还有半夏、干姜、黄连。为什么在这里提出了"理中人参黄芩汤"？

二、考证"理中人参黄芩汤"

1. 人参汤

人参汤是《金匮要略》提到的"胸痹，心中痞，留气结在胸，胸满，胁下逆抢心，枳实薤白桂枝汤主之，人参汤亦主之"。实证用枳实薤白桂枝汤，虚证用人参汤。人参汤组成是生甘草三两、白术三两、人参三两、干姜三两，甘草是用生的，这是《金匮要略》里的人参汤。

2. 桂枝人参汤

桂枝人参汤见于《重订伤寒杂病论》110条"太阳病，外证未

除，而数下之，遂协热而利，利下不止，心下痞鞭，表里不解者，桂枝人参汤主之。"（163）

桂枝人参汤

桂枝（别切，四两） 甘草（炙，四两） 白术（三两） 人参（三两） 干姜（三两）

上五味，以水九升，先煮四味，取五升，纳桂，更煮取三升，去滓，温服一升，日再，夜一服。

桂枝人参汤首先是用四两桂枝治表，然后用理中汤治里，表里两解。这是桂枝人参汤的特点，它的甘草是炙过的，不用生甘草。

3. 甘草泻心汤

我们由此再去考证甘草泻心汤。甘草泻心汤也治下利，用的还是炙甘草四两，这个桂枝人参汤治疗腹泻用的是四两炙甘草，其用法和甘草泻心汤的用法是一样的。治疗腹泻用炙甘草四两，不用人参汤的生甘草三两。人参汤和理中汤的区别是：理中汤是炙甘草三两，人参汤是用生甘草三两。桂枝人参汤是炙甘草四两，甘草泻心汤也是炙甘草四两，都治腹泻。由此我们考证，理中人参黄芩汤用的是炙甘草四两，和桂枝人参汤是一样的。

4. 连理汤

理中丸治疗腹泻。如果腹泻兼有外证（表证）——表里不解，用理中丸加桂枝就是桂枝人参汤，这是个寒证；如果是个寒热错杂证，用的是连理汤，就是在理中丸的基础上加了黄连，它和桂枝人参汤一个治寒热错杂证，一个治寒证。连理汤出自《症因脉治》。《症因脉治》的连理汤和《秘传证治要诀类方》的连理汤有不同，后者加了茯苓利尿。《症因脉治》连理汤没有茯苓，它和桂枝人参汤是个对方。因为它有干姜，干姜就能抑制腺体分泌，促进水分的吸收。这个连理汤治疗寒热错杂的下利，比如慢性肠道感染、慢性痢疾，反反复复出现的下利，寒热错杂有炎症，但是又有寒，用连理汤。

5. 理中人参黄芩汤

治疗寒热错杂证还有一个很重要的处方是理中人参黄芩汤。黄连是一个特异性的杀菌剂，治疗各种肠道感染有一定疗效。根据直取其病，随证加减的原则，阳虚可以合理中丸，就是连理汤。但是如果肝胆有热，连理汤效果就不好，需要用理中人参黄芩汤。理中人参黄芩汤是黄芩合上人参汤，不是单纯的人参汤，所以叫理中人参黄芩汤，就是理中丸重用炙甘草四两。桂枝人参汤也是重用炙甘草四两，与甘草泻心汤是一样的，而不是《金匮要略》的人参汤用生甘草三两。

理中人参黄芩汤也是直取其病，少阳肝胆有热，用黄芩清热，"见肝之病，知肝传脾"，脾（太阴）有寒，用理中丸。理中人参黄芩汤和黄芩汤有什么区别呢？区别是：一个治疗热证，一个治疗寒证。黄芩汤用于热证，所以黄芩汤用了芍药等凉药，而理中人参黄芩汤用的是人参、白术、干姜。

6.《外台》黄芩汤（六物黄芩汤）

张仲景还有一个处方叫六物黄芩汤，《外台》黄芩汤：治干呕下利。(金匮·呕吐哕下利病篇)

黄芩汤：

黄芩　人参　干姜（各三两）　　桂枝（一两）　　大枣（十二枚）　半夏（半升）

上六味，以水七升，煮取三升，温分三服。

《外台》黄芩汤在黄芩汤的基础上又有一点变化，多了桂枝和半夏。因为《外台》黄芩汤治疗干呕下利，有呕吐用半夏，而合并桂枝证时会有手足心汗出，是自主神经功能紊乱的症状，所以加了桂枝和半夏成六味药，可以和胃止呕，故叫六物黄芩汤。因为有干姜，不加生姜。

比较这些方后会发现，理中丸如果合并有表寒加桂枝，但重用炙甘草到四两，和甘草泻心汤的用法是一样的。合并里热加黄连和黄芩直取其病。加黄连解肠道有热，黄连是一个强力的肠道杀菌抗炎药。加黄芩是因为少阳肝胆有热。理中人参黄芩汤重用了炙甘草。由这两个方子会联想到，我们讲寒热错杂心火不得下行用黄连汤；胆火不得下行用六物黄芩汤。这些都是张仲景的固定配伍。

三、理中丸化裁

理中丸的化裁主要是人参汤。人参汤和理中丸的区别是：人参汤用生甘草三两，理中丸用炙甘草。为什么理中人参黄芩汤用的不是生甘草三两？因为桂枝人参汤里用的就是炙甘草四两，而且甘草泻心汤用的也是炙甘草四两，都用来治疗下利，重用炙甘草。甘草泻心汤治疗痞证兼有显著下利的。生姜泻心汤治呕。呕吐明显用生姜泻心汤，下利明显用甘草泻心汤，重用炙甘草四两治疗腹泻。所以桂枝人参汤重用炙甘草，理中人参黄芩汤还是重用了炙甘草。理中丸加黄芩，这是胆火不降。如果是胃肠有热，不见口苦咽干目眩，单纯的寒热错杂用黄连叫连理汤。

四、黄芩汤化裁

下面比较一下黄芩汤的变化，黄芩汤和黄连汤都治疗寒热错杂。胆火不降用黄芩汤，心火不降用黄连汤。连理汤和理中人参黄芩汤治疗寒热错杂。理中人参黄芩汤有寒，在黄芩汤的基础上加白术、人参、干姜。有热的用黄芩汤，芍药配黄芩"见肝之病，知肝传脾，当先实脾"，所以理中人参黄芩汤常常用于治疗慢性疾病。黄芩汤治的是急性疾病，或者慢性疾病急性发作。六物黄芩汤证是合并恶心和桂枝证。

六物黄芩汤和桂枝人参汤有什么区别？桂枝人参汤里有桂枝、人参、干姜。而六物黄芩汤里也有桂枝、人参、干姜，但六物黄芩汤第一用于寒热错杂，有黄芩证，加了黄芩；第二有恶心，加了半夏，呕者加半夏生姜主之，当然阳虚的就用半夏、干姜，六物黄芩汤本身就有干姜。虽然是桂枝人参汤证，患者又合并了恶心、口苦，"少阳之为病，口苦咽干目眩也""默默不欲饮食，心烦喜呕"，恶心呕吐这是少阳病的一个特点，邪在少阳常常就合并呕。既然是桂枝人参汤证兼见少阳病，有少阳证就用黄芩清少阳，有恶心就用半夏，这就是六物黄芩汤，不外乎六物黄芩汤不用白术，因为白术偏补。

总结：这就是我们考证理中人参黄芩汤的过程。回答了理中人参黄芩汤用生甘草还是炙甘草，答案是重用炙甘草四两，加黄芩三两。《伤寒杂病论》只有理中人参黄芩汤方名，现在我们把这个处方考证出来了。

第十五章　大肠病

第一节　久痢与蛔厥

一、乌梅丸与《千金》温脾丸

【方名】乌梅丸。

【出处】《伤寒论》

【组成】乌梅（三百枚）　细辛（六两）　干姜（十两）　黄连（十六两）　当归（四两）　附子（炮，去皮，六两）　蜀椒（出汗，四两）　桂枝（去皮，六两）　人参（六两）　黄柏（六两）

【用法】上十味，异捣筛，合治之。以苦酒渍乌梅一宿，去核，蒸之五斗米下，饭熟捣成泥，和药令相得。纳臼中，与蜜杵二千下，丸如梧桐子大，先食饮服十丸，日三服，稍加至二十丸。禁生冷、滑物、臭食等。

【主治】蛔厥证。腹痛时作，手足厥冷，烦闷呕吐，时发时止，得食即呕，常自吐蛔。亦治久泻、久痢。

【方名】《千金》温脾丸。

【出处】《备急千金要方》。

【组成】黄檗（一两）　大麦蘖（一两）　吴茱萸（一两）桂心（一两）　干姜（一两）　细辛（一两）　附子（一两）　当归（一两）　曲（一两）　大黄（一两）　黄连（一两）

【用法】上十一味为末，蜜丸如梧子大，每服十五丸，空腹酒服，日三服。

【主治】久病虚羸，脾气弱，食不消，喜噫。

乌梅丸可以治疗伏邪。我们讲伏气脉法的时候，讲了伏邪的三个特征：脉微弱、咽痛、下利。乌梅丸证就表现出一个显著的特征：下利。乌梅丸"又主久利"，就是大便稀溏、下利。而且乌梅丸证的人一用温药，就出现嗓子不舒服、嗓子疼。用扶阳药之后出现嗓子不舒服的，往往都是肝胆有毛病。

乌梅丸治在厥阴经。我们说六经分治，前面是太阴，后面是厥阴，中间是少阴，以少阴为枢，伏于三阴。病邪日久，则伏于厥阴，出现久利。乌梅丸方用细辛、附子、干姜、桂枝、蜀椒、人参去温和补，配黄连和黄柏去清。因为肝体阴而用阳、藏血，邪气伏于肝，所以用了当归，升麻鳖甲汤也是这么用的，体现了乌梅丸治疗伏邪的特点。

《千金》温脾丸的处方思路和乌梅丸相同，与乌梅丸有开合之妙，不外乎把乌梅换成大黄，蜀椒换成吴茱萸，又加了一些消食的药。为什么把乌梅换成大黄？乌梅丸治的是腹泻，所以用乌梅，而温脾丸治的是便秘，所以用大黄。便秘的时候腹压增加，容易导致反流，胃实而肠虚，肠实而胃虚，大便秘结导致食物不容易从胃排空。一方面，食物长期储留导致胃酸分泌，出现胃酸刺激，容易出现烧心等症状，吴茱萸能够制酸，所以就把蜀椒换成了吴茱萸；另一方面，由于不消化所以加了麦芽、神曲等消食药。这个病也常常表现为腹泻与便秘交替发作。这是肝的特点，肝主疏泄，疏泄不足则秘，疏泄太过则泻，常常交替发作。

二、新方乌梅丸

【组成】阿司匹林 0.3g，黄连素 3 片，阿托品 0.3g，花椒 15 枚。

【用法】醋水送药，呕加姜汁 1 匙。

【主治】蛔厥（蛔虫肠梗阻、胆道蛔虫症）。

吴门验方新方乌梅丸是根据《伤寒杂病论》的乌梅丸化裁而来。

它是一个中西汇通的方子，乌梅丸中酸、苦、辛、寒的药都有。

新方乌梅丸，要求用醋来送服（醋味酸），加黄连素（味寒），黄连素就是黄连、黄柏的有效成分，加 15 枚花椒（花椒味辛），然后加阿托品和阿司匹林这两个药物。阿司匹林是一个解热镇痛药，解表药，相当于辛味药，作用类似于桂枝。服用阿托品以后导致口干，类似干姜。阿托品能够调节自主神经。它是一个神经递质阻滞剂，能阻断副交感神经。新方乌梅丸将西药和中药一起用。

疾病急性发作时花椒、生姜和醋方便寻找。阿司匹林作为一个解热镇痛药，相当于乌梅丸的桂枝。阿托品辛温，吃了以后口干舌燥，相当于干姜，桂枝、干姜就有了，加醋相当于乌梅，加黄连素相当于黄连、黄柏，最后再加花椒，呕吐加一点姜汁，不呕的不用姜汁。这个处方治蛔虫性肠梗阻，这个疾病以前农村非常常见。蛔虫性肠梗阻、胆道蛔虫导致的蛔厥发作，没有乌梅丸，就可以用新方乌梅丸，见效非常快。现在蛔厥比较少见了。有发汗后吐蛔，这种人本身就有蛔虫病，发汗导致胃肠道蠕动减慢引起蛔虫上行，出现蛔虫性肠梗阻或胆道蛔虫病，蛔虫可以到胆道去，这是一个厥阴病。新方乌梅丸，既能够杀灭蛔虫，又能够抗感染，蛔虫上行容易引起炎症，这是一个中西汇通治疗胆道蛔虫病和蛔虫性肠梗阻的处方。

第二节　从便秘看中医各家

这一节，我们将从一个简单的症状——便秘，去梳理中医学术思想发展的源流。

一、各家论治实秘

1. 火秘

张仲景的《伤寒论》里讲了很多治疗便秘的方法，比如治疗实秘最具代表性的是三承气汤——大承气汤、小承气汤和调胃承气汤，这三个承气汤的使用指征《伤寒论》里讲得非常清楚。后世的《温病条辨》对便秘的治法有所发展，记载了宣白承气汤、牛黄承气汤等处方。承气汤证有炎症，阳明在经是白虎汤证——大渴、大热、大汗、脉洪大，机体持续的炎症反应，抑制胃肠道的蠕动，同时消耗机体的水分，从而导致便秘，形成了阳明腑实证（承气汤证）。《伤寒论》三承气汤用大黄、芒硝、枳实、厚朴等药，侧重于通腑，但抑制炎症应答的作用不够，所以后世发展出了宣白承气汤，伴有神昏谵语的发展出了牛黄承气汤，等等。其实，在《温病条辨》之前也有很多的处方，比如《太平惠民和剂局方》的凉膈散，在调胃承气汤的基础上加了连翘、薄荷、栀子等药清上焦，也是加强了抗炎的作用。泻青丸也是在大黄的基础上，加了一些清肝熄风的药物。后世的处方基本都以三承气汤为架构，根据各种疾病的情况进行化裁。

2. 痰秘、瘀秘、湿秘与气秘

《伤寒论》还讲了其他类型的便秘，比如痰秘，用小陷胸汤治疗上焦之痰。因痰造成的大便秘结，大便黏滞、臭垢，用小陷胸汤（黄连、半夏、瓜蒌），方中的瓜蒌通便，便下如鼻涕。《温病条辨》加了枳实，叫小陷胸加枳实汤。《温病条辨》还发展出治疗下焦的痰秘，如果是下焦的痰湿郁结造成便秘，用宣清导浊汤。

《伤寒论》还讲到瘀秘——太阳蓄血证、阳明蓄血症和血室蓄血证。其中，由瘀血所导致的便秘，比如桃核承气汤在《温病条辨》

中又有所发展，去桂枝加泽兰，化裁为加减桃仁承气汤。

《伤寒论》中还有湿秘——大便先干后溏的便秘，典型的是五苓散证。可见，《伤寒论》中不仅有热秘——三承气汤证，还有痰秘、瘀秘、湿秘，这都属于实证的便秘。实秘还包括气秘——气滞导致的便秘，比如四逆散（柴胡、芍药、枳实、甘草）能够治疗气机郁滞导致的便秘。后世发展出的四磨汤、五磨饮子、六磨汤都可治疗气滞导致的便秘。五磨饮子中的枳实能够通便，而枳实生用通便作用最强，所以枳实要生用磨服。枳实含有的通便成分不耐高温，煎煮之后通便作用减退，所以要磨饮。还有一个办法是做成散剂，比如四逆散，散剂中枳实的通便作用也增强。三承气汤中通便的主要药物不是枳实，而是大黄，所以可以煎服，而四逆散、五磨饮中主要靠枳实发挥通便作用，所以需用散剂或者磨汁。

二、各家论治虚秘

《伤寒论》中治疗虚秘用去桂加白术汤、桂枝加芍药汤、桂枝加大黄汤。桂枝汤治太阴虚寒证导致的便秘。这种便秘是前面的大便头很硬，后面的大便是软的，这与五苓散证相似，都是大便先干后溏。区别在于桂枝加芍药汤、桂枝加大黄汤证没有五苓散证的舌苔多津、厚腻，没有夹饮的症状，只是单纯的脾虚便秘（脾虚导致大便推动无力）。

枳术丸及后世的补中益气汤也能够治疗虚秘。补中益气汤加枳实是其经典配伍，可以治疗便秘。方中的枳实、白术、当归都能够通便，升麻、柴胡、人参等升提的药物能够促进肠道蠕动。

血秘的虚证是血虚便秘，实证是瘀血便秘。血秘的虚证是由血虚导致的便秘，比如当归芍药散。方中的当归、芍药、白术、泽泻都有通便的作用，后世则发展出了润肠丸。润肠丸是《奇效良方》

中的处方，方用桃仁、当归、麻仁、大黄、羌活。桃仁通便来自桃核承气汤，用桃仁、当归、麻仁通便是张仲景的用法，都可以养血润燥；羌活是个胃肠道的疏风药，它含有的挥发油能够促进肠道的蠕动；加大黄通便，这就是攻补皆施、标本兼治——当归治疗虚证，大黄治疗实证。

　　阴虚导致的便秘，张仲景用麻仁丸，后世方可用增液汤。阳虚导致的便秘，张仲景用大黄附子汤，后世把大黄附子汤中的细辛去了加人参，发展出温脾汤。

　　中医各家把攻下学说讲得最清楚、最擅长用三承气汤的是攻下学派。金元时期形成的攻下学派，代表人物是张从正。到了明代，温补学派的张景岳对攻下学说进行了发展。张景岳认为治疗大便秘结，不仅要通，还可以温，他采用温通法治疗便秘，代表处方是济川煎。张景岳的温通法与《伤寒杂病论》的大黄附子汤有什么区别呢？大黄附子汤是"急下之"，济川煎是"缓补之"。遇到阳虚型的便秘，先用大黄附子汤把大便排出，然后再用济川煎去补。济川煎与张仲景的大黄附子汤有一个先后关系，先用大黄附子汤"急下之"，大便通畅之后再用济川煎来补。这是张景岳与张仲景的关系。张从正的主张是"下"，而张景岳采用的是"补"，提出通大便不仅用攻下法，还可以温通。张从正的学术思想来自于张仲景，他传承了张仲景的三承气汤法，进行了很多的化裁。而张景岳则把大黄附子汤发展为济川煎。从这里我们可以看到中医各家学说的传承与发展。

第三节　大肠病验方

一、便秘验方——通魄汤

【组成】肉苁蓉 40g　牛膝 30g　枳实 30g　升麻 6g　白芍 30g
生白术 60g　瓜蒌 40g　制首乌 20g

温补学派一个著名的方子——济川煎（当归、肉苁蓉、升麻、牛膝、泽泻、枳壳），这是张景岳治疗便秘的方。张景岳是温补学派的代表人物。他提出了用温通的办法来治疗便秘，认为老年人便秘，血虚肠燥，肾精亏虚，需用温通的办法。这是对传统攻下派的一个特有发展。

吴门也有一个验方——通魄汤，方名来源于《难经》的七冲门理论。《难经》讲的魄门就是肛门，肛门藏污纳垢，大便从这里出。如果大便不通，常常影响一个人的神志。阳明腑实证大肠不通者经常出现谵语，神智错乱，所以这个地方叫"魄门"，与魂魄有关系，所以叫它"通魄汤"。

第一组药：肉苁蓉配首乌补肾、填精、通便。肉苁蓉补肾、滑肠，首乌补肾、养肝、养血，肉苁蓉和首乌是补肝肾的药物，都有一个明显的作用——滑肠通便。肉苁蓉配首乌补肾养肝。第二组药：白术配枳实。白术含白术油能刺激肠道蠕动，有通便作用，来自《伤寒杂病论》去桂加白术汤。《重订伤寒杂病论》198 条："伤寒八九日，风湿相抟，身体疼烦，不能自转侧，不呕，不渴，脉浮虚而涩者，桂枝附子汤主之。若其人大便鞕（一云脐下心下鞕），小便自利者，去桂加白术汤主之。"（金匮·痉湿暍病篇），大便秘结时去桂枝加白术。第二个药枳实，承气汤有枳实，枳实也能通便，《伤寒杂病论》里的枳术丸用枳实配白术，两个药一攻一补，补脾益肠，治疗的是太阴、阳明。第三组药是牛膝配升麻。牛膝滋养肝肾，引气血下行。阳明为多气多血之脏，牛膝滋养肝肾和引血下行，促进排便。还有升麻提气，很多人便秘时大便解不干净，肾虚的便秘大便也解不干净，总有下坠感，可用升麻。升麻配牛膝，一升一降。第四组药物是芍药、瓜蒌。芍药也可以通大便，太阴病篇桂枝加芍药汤就有通便作用，"其人续自便利，设当行大黄芍药者，减之，其人胃气弱，易动故也"，胃气弱的重用芍药容易使大便次数增加。瓜蒌出自小陷胸汤，通便治湿郁性便秘。这种便秘大便黏、解不干净、恶臭，属于小陷胸汤证的痰湿便秘。肾为水脏，主管津液的气化，肾虚气不化津，津停为痰导致痰湿便秘。以上就是通魄汤方解。

　　通魄汤和济川煎的异同是：济川煎用当归养血，通魄汤用首乌、芍药两个药养血，明显脉芤的人，可以加当归30g。温补学派强调精血同源，通魄汤和济川煎一样都用肉苁蓉填精。济川煎有肉苁蓉填精又有当归养血，通魄汤里的首乌、白芍也养血，可加地黄30~150g增强养血力量。当归、肉苁蓉、牛膝，这都是一类药；泽泻治湿郁便秘，通魄汤可以加泽泻，泽泻30~60g有通便作用。泽泻通便作用不强，可以配伍瓜蒌，瓜蒌的通便作用大大强于泽泻。还可加杏仁宣肺、润肠、通便，这是麻子仁丸的意思。两个方子都有升麻。枳壳是理气的药，帮助通便，但是枳壳见效慢，通魄汤直接用枳实30g，枳实破气，方子里面有60g白术相佐。济川煎没有用白术，所以它用了通便作用小的枳壳，通魄汤用白术配伍力量大的枳实，两个药都通便，作用显著增强。

　　通魄汤较济川煎治疗便秘见效更加迅速，通魄汤用首乌和白芍养血作用较济川煎用当归大大增强；济川煎用泽泻利湿，通魄汤用瓜蒌治疗湿郁便秘的作用大大强于泽泻；济川煎用一点破气的枳壳，通魄汤直接把枳壳换成枳实 30g，再加大剂量白术，枳实通阳明，白术补太阴，两个都通便，白术可以截断枳实的破气作用，使处方疗效变得更加迅速。当然，济川煎里的药通魄汤都可以用，如果用了枳实效果还不明显，加槟榔。假如大便硬结可加大黄，大便通后再去掉大黄。

通魄汤是在温补学派学术上的发展，它传承了《伤寒杂病论》的用药经验，去桂加白术汤、承气汤、桂枝加芍药汤、小建中汤，这些都是《伤寒杂病论》的方，可以看到学术的传承，所以我们讲医学一统，它是有渊源的。

二、攻下验方——栀豉升降饮

【组成】栀子 9g　淡豆豉 9g　竹茹 30g　神曲 15g　大黄 3g　郁金 30g　枳实 15~30g　生姜 30g（以姜汁为佳）　半夏 15~30g

栀豉升降饮治疗浊气在上，清浊相干，名曰乱气，包括胃食管反流病。阳明大肠的腹压增高，食物由肠反流到胃，再由胃反流到食管，此为胃食管反流病。可以用吐法，方中含有栀子豉汤。大部分人服用栀子豉汤是不吐的，用栀子豉汤是为了抑制上消化道的炎症。阳明在腑用诸承气汤（大黄），治疗炎症引起的便秘；阳明在经用白虎汤（石膏）解热，治疗全身炎症反应综合征；用栀子治疗局部的红肿热痛。关于肠胃的热和痛，《伤寒杂病论》中有具体描述，红和肿肉眼看不见，可以借助胃镜查看，西医的检查手段也可为中医所用。栀子是一个强烈的局部抗炎药物，可用栀子豉汤治疗胃食管反流病导致的炎症。方中用淡豆豉是因为病在上焦——由胃反流到食管，而食管属于上焦，是太阴阳明论三纲两常辨证法的内容。

因为阳明大肠腑气不通——便秘，所以食物由胃反流到食管。此时，可用大黄、枳实通降阳明，再加半夏、生姜、竹茹和胃降逆。

半夏、生姜能够促进上消化道的蠕动，这是《伤寒杂病论》的一个经典配伍，比如黄芩汤"呕者加半夏、生姜"。方中的竹茹不仅和胃降逆，还能除烦。竹茹和郁金都能除烦，其中郁金能解郁，可用来治疗抑郁症。胃食管反流病是一个身心疾病，往往伴有情绪异常，即木来克土。贲门括约肌功能紊乱，常常是由情绪导致，精神刺激往往可以诱发，所以用竹茹、郁金和胃解郁。方中加了神曲消食，消食可以减轻胃肠道的压力，进而反流也会减轻。越鞠丸就选神曲，这是朱丹溪治疗五郁的一个处方。神曲不仅消食，还能解郁，可治疗情绪异常，所以越鞠丸用它治疗郁证，而不选麦芽、谷芽、山楂，这都是经过深思熟虑的。处方用姜汁比生姜的疗效好，但是现在便于取材，基本都用生姜。

"乱气"在《伤寒杂病论》中有相关描述："发汗、吐下后、虚烦不得眠；若剧者，必反复颠倒，心中懊憹，栀子豉汤主之；若少气者，栀子甘草豉汤主之；若呕者，栀子生姜豉汤主之。"方中加生姜和胃降逆，防止胃食管反流。"大病瘥后劳复者，枳实栀子豉汤主之"。枳实栀子豉汤用枳实，若有宿食者，纳大黄。我们在枳实栀子豉汤的基础上加了神曲，帮助大黄消食；在栀子生姜汤的基础上加半夏、竹茹，帮助生姜降逆；加郁金解郁，帮助栀子除烦，这就构成了栀豉升降饮。栀豉升降饮可治疗《黄帝内经》讲的"浊气在上，则生䐜胀，清浊相干，名曰乱气"，尤其是针对胃食管反流病。

胃食管反流病往往是身心疾病的一个表现，是个郁证。换言之，栀豉升降饮是治疗郁证的处方。栀豉升降饮很多种情况下都可使用，未必只是治疗胃食管反流病。

三、五通汤

【组成】通草（煎取水）30g　血通 15g　路路通 30g　丝瓜络

30g　王不留行 30g　皂刺 30g　黄芪 30~60g　桃仁 9g　白芥子 6g

【主治】粘连，如粘连性肠梗阻。

【加减】梗阻加大黄；血栓，可合四妙勇安汤；瘢痕加山慈姑、制商陆。

【说明】原方四通汤似为郭子光教授方（时间太久，待考）去木通，加丝瓜络、王不留行、皂刺、黄芪。

吴门验方五通汤是用来治疗粘连的，如粘连性肠梗阻。手术后经常会出现肠粘连，就用验方五通汤治疗。五通汤用通草、血通、路路通、王不留行、丝瓜络，这是我们的"五通"。那么这五通有什么特点呢？第一是通草，用大剂量通草 30g。因为通草重量轻体积大，所以 30g 通草是先煎代水，用熬出来的水再熬其他药，它取代郭子光教授四通汤中的木通。郭子光是我的老师，他研究各家学说，尤其是东洋医学。我又在他的处方基础上加了王不留行和丝瓜络，这两个都是疏经通络，走而不守的药物。在此基础上加桃仁出自桃核承气汤，因为肠道粘连之后形成便秘，下焦有瘀血，所以用桃核承气汤的桃仁，这是张仲景的办法。现代药理证实桃仁有抗纤维化的作用，肠粘连就是纤维组织把肠道粘连了。如果大便秘加大黄，需根据患者大便的情况决定用生大黄还是酒大黄。瘀血很重加土鳖虫和水蛭。大家可以看到这完全是张仲景的思想。其实大家在使用经方的时候不见得要原方照搬，学灵活了以后一个药就是经方。受寒导致血管不通用当归四逆汤，现在是肠粘连肠道不通，如果患者寒象明显加桂枝，如果脉芤加当归，脉细加白芍，就是当归四逆汤。张仲景治病都要加减，为什么我们治病就不能加减呢？如果我们真正学透经方的奥秘，就不需要原方原量。

我们还加了一组药——黄芪配皂刺，皂刺具有软坚散结的作用，它是特异性的针对纤维化组织的药物。"伏邪"课程里会看得到很多情况用皂刺。黄芪配皂刺一攻一补。方中还加白芥子，遇到肠粘连容易想到有瘀血，但是很少有人想到化痰，痰瘀互结形成纤维组织，所以用白芥子祛皮里膜外之痰。广泛的纤维组织形成肠粘连，中医称为痰瘀互结，不光有瘀，舌苔腻提示还有痰。如果用了白芥子不见效还可以加山慈姑、五倍子、商陆。用皂刺不见效加土鳖虫、水蛭、大黄。五通汤在这个基础上比郭老师的四通汤强调了活血和化痰的治法。

肠粘连主要病理是痰瘀互结，但所选化痰药很特殊，陈皮、半夏解决不了五通汤所面临的问题，这个痰是皮里膜外之痰——顽痰，所以用白芥子。在此基础上加桃仁实际上借鉴了张仲景下焦蓄血用桃仁的思想。还有我们特殊的配伍——黄芪配皂刺、土鳖虫、水蛭，梗阻加大黄，肠粘连经常伴肠梗阻。梗阻缓解以后大便易排出，再加大黄会腹泻，有的病人用点酒大黄也会腹泻，所以大黄要随证加减。

这个方治疗手术后粘连性肠梗阻，或者是因为其他原因使纤维组织包裹肠道、固定肠道造成的肠梗阻。五通汤原方比较温和，根据情况加水蛭、海藻、甘草，人参配五灵脂、山慈姑、商陆等力量更强的药，会有更好的疗效。

四、调气饮

【组成】升麻 9g　肉桂 3g　槟榔 6g　酒大黄 3g
【主治】便秘，里急后重，小便不畅。
【加减】咳嗽加桔梗、紫菀，腹胀加枳实、厚朴，气虚加黄芪，阳虚加沉香，阴虚加生地，血虚加当归，肾虚加牛膝，有热加金银花，里急加芍药，下重加防风。

调气饮这个方其实很简单，有四味药：升麻、肉桂、槟榔、酒大黄，治疗便秘里急后重。还可治疗小便不畅，比如说淋证，有尿路结石也可以在此基础上加减化裁，结石如有粘连加活血药。如果结石小于1厘米，但长在肾盂里面或与输尿管粘连，这个方效果就不好，所以要灵活使用，不能教条。

大便干燥属于阳明腑实证，可以把酒大黄换成生大黄3～15g，大便通了之后再换成酒大黄，量是可以调节的。其实没有便干也可以用此方调节肠道气机。大黄往下走，升麻往上走，升麻配大黄，是一升一降，这个属于调气。肉桂配大黄一寒一温，调寒温。槟榔配大黄——槟榔治的是无形之气，大黄治的是有形之便，用来调形与气。有人问大黄调什么"形"？大便就是"形质"，也是人体需要排出去的东西。

调气饮还有几个加减法：

咳嗽加桔梗、紫菀宣肺，肺与大肠相表里；腹胀加枳实、厚朴来调气促进肠道蠕动。

气虚加黄芪，气虚可以形成便秘，黄芪加大黄用于治疗气虚便秘，如需加强疗效可加白术，还可以增加肉桂的剂量，肉桂配大黄的用法可以参考两个方，一个方是芍药汤，另一个是桂枝加大黄汤。张仲景没有区分桂枝和肉桂，桂枝和肉桂是治疗太阴病外证的药。脾主肌肉，桂枝能增强肠道的肌力，加强肠道肌肉收缩，可以肉桂配大黄或者桂枝配大黄，就是芍药汤或者桂枝加大黄汤。阳虚加沉香，五磨饮子——沉香、木香、槟榔、乌药、枳实。五磨饮子用沉香就能温下焦、促进肠道蠕动。沉香除了温下焦还有暖肝的作用，可增强肠道的蠕动。阴虚加生地，这个处方阴不足的可以加生地或者肉苁蓉。咳嗽的还可以加杏仁能够润肠通便。血虚加当归，摸着脉芤加当归可以调血，此方只调气，如果病人有瘀血还可以加桃仁。肾虚加牛膝引大便下行。有热加金银花，为什么病人总想排便呢？就是因为肛门炎症导致了肛门刺激征。金银花是治疗肛门炎症最好最特殊的药物。里急加芍药，病人腹痛如厕急切，芍药能够缓急止疼。下重加防风，肛门坠胀用防风升阳，升阳可以除湿，实际上病人可能有直肠下垂，用防风可以增加肌力治疗直肠下垂。下重加防风，就是用防风配黄芪，治疗脱肛、脏器下垂。

调气饮就是调升降，调寒温，调气血。槟榔调气，大黄通便活血，肉桂配大黄是寒温相配；升麻升阳，气实可以加桔梗、紫菀、枳实、厚朴；气虚加黄芪、防风。然后调寒热，寒加沉香，热加金银花；之后调血，血虚加当归，血瘀加桃仁，两证都可加酒大黄；肾虚致使大便不能下行加牛膝；阴不足加生地、肉苁蓉滋阴。调气饮就是告诉我们，怎么去调节气机的升降出入，怎么引大便下行，怎么让气机上行。清阳不升，浊阴不降，清浊相干，名曰"乱气"，就需要调气，这就是调气饮。

五、大黄败毒饮

【组成】大黄 6g　牡丹皮 9g　赤芍 30g　蒲公英 60g　白花蛇舌草 60g　红藤 30g　青木香 5~10g

【主治】急性阑尾炎。

吴门验方——大黄败毒饮。大黄败毒饮本质上是大黄牡丹汤加赤芍、蒲公英、白花蛇舌草和红藤。原方里还有青木香，用于治疗急性阑尾炎。因为急性阑尾炎往往引起疼痛，而青木香有很强的止痛作用。青木香配蒲公英叫青蒲饮。因为公立医院里一般没有青木香，可以用川木香 5~10g 代替，当然如果有青木香更好。如果便秘严重可加芒硝，如果便秘不明显，可以用芒硝局部外敷。

大黄败毒饮治疗急性阑尾炎，需用药 14 天，防止炎症慢性化，效果非常好。服用法是煎汤不拘时服，即频服。大黄败毒饮是治疗急性阑尾炎的一个特殊处方，出自《金匮要略》的大黄牡丹汤，治疗急性肠痈，"肠痈者，小腹肿痞，按之即痛如淋，小便自调，时时发热，自汗出，复恶寒"。"时时发热，自汗出，复恶寒"，容易被误诊为太阳表证而发表。我们有个群友得了急性阑尾炎，就被当成太阳表证，用发汗解表的方法误治。"时时发热，自汗出，复恶寒"，是疾病的前驱症状，不是太阳表证，而是太阳类证，是炎症的早期反应。因为有发热汗出恶寒，很容易被误诊为太阳表证。

"其脉迟紧者，脓未成，可下之，当有血，脉洪数者，脓已成，不可下也"。"脓已成"就是化脓性阑尾炎，"不可下"并不是中医不能处理了，此时也可以用中医治疗，可用大剂量的清热解毒药，比如五味消毒饮不拘时服，一天喝多碗，加上药物外敷。西医可以用手术的办法治疗。"少腹肿痞"是指右下腹的压痛，即阑尾局部的刺激痛。"按之即痛如淋"，患者本身没有淋病，因为阑尾的位置靠近输尿管，急性阑尾炎容易引起尿路症状，所以说"痛如淋"。"时时发热，自汗出，复恶寒"，这是太阳类证，太阳病不应该右下腹压痛。多种感染性疾病的早期有前驱症状，类似太阳病。"其脉迟紧者，脓未成"属于单纯性阑尾炎，"可下之"。"脉洪数者，脓已成"属于化脓性阑尾炎，外敷加内服，或者重用蒲公英90g，白花蛇舌草90g，赤芍30g，煎汤数大碗，不拘时服。

《金匮要略》的大黄牡丹汤，用大黄、丹皮、桃仁、瓜仁、芒硝，治疗急性阑尾炎。大黄败毒饮就是大黄牡丹汤的化裁，加大剂量的赤芍活血，加蒲公英、白花蛇舌草清热解毒，加红藤排脓。红藤有治疗化脓性感染的作用，可以防止局部成脓。用赤芍活血，严重者还可加桃仁；若便秘严重可加芒硝，如便秘不重也可以用芒硝外敷；痛者可以加木香。这就是大黄败毒饮，希望对大家理解攻下学说有帮助。

六、附子消毒饮

【组成】附子9g　薏苡仁30g　败酱草30g　大黄3g　白花蛇舌草

30g　红藤 30g　蒲公英 30g　牡丹皮 6g

【主治】慢性炎症，如慢性阑尾炎（大便务使微溏）。

附子消毒饮，方用附子温，用薏苡仁和败酱草清，一个清湿，一个清热，这是薏苡附子败酱散；加大黄、牡丹皮，这是大黄牡丹汤；再加白花蛇舌草、红藤、蒲公英这些清热解毒的药物，就组成了附子消毒饮这个验方，用来治疗慢性炎症，如慢性阑尾炎。这个处方有几个特色：

第一，加大黄。附子配大黄是《金匮要略》的大黄附子汤，用于"胁下偏痛，发热"。慢性阑尾炎是转移性右下腹痛，属于胁下偏痛。发热没有用细辛，用了白花蛇舌草等清热解毒药。大黄可以促进肠道蠕动，要用到大便微溏，3g 不行就用到 6g，还不行可加到 9g。为什么务必使大便微溏？大家可以通过学习《重订伤寒杂病论》126 条，看张仲景是怎么运用甘草干姜汤、芍药甘草汤、承气汤和四逆汤来处理疾病的。炎症反应的特点是炎性介质释放导致便秘，便秘抑制胃肠道的蠕动，进一步导致肠道毒素吸收入血，加重炎症不良反应。两天不大便，就会上火、咽喉痛、口臭。所以一旦有炎症反应，要对便秘进行处理。薏苡附子败酱散证，常常见到患者合并便秘，要加大黄。患者旧有微溏，平时大便是稀的，但是炎症急性发作时大便干，不好解。

第二，加白花蛇舌草、红藤、蒲公英这些清热解毒药。白花蛇舌草清热解毒，是一个特异性的免疫增强剂，具有扶正作用，30g 以下的白花蛇舌草既能抗感染，又能增强免疫，这就能托邪，所以肿瘤科常用。为什么加红藤？红藤和败酱草都有排脓的作用，慢性阑尾炎是化脓性炎症，红藤能够帮助败酱草活血、消脓，防止病灶化脓穿孔。为什么加蒲公英？蒲公英是中药里的抗生素，为强力的清热解毒药物，药性甘寒，不伤脾胃，还可以促进肠道蠕动，剂量 30～60g。蒲公英和白花蛇舌草合用能够发挥强力的清热解毒、抗炎的作用。

　　附子消毒饮是在薏苡附子败酱散的基础上，合了大黄牡丹汤，又加了白花蛇舌草、红藤、蒲公英这些清热解毒的药物。慢性炎症反复发作，是伏邪温病，用牡丹皮凉血，薏苡仁清湿，从血分到气分；加了红藤帮助败酱草活血、消肿，防止化脓性感染；清热解毒作用不够，又加了白花蛇舌草和蒲公英。这就是吴门验方附子清毒饮，主治慢性炎症，如慢性阑尾炎。

附：溃疡性结肠炎

　　溃疡性结肠炎会便血，便血以后会贫血，那么该去治便血还是去治贫血呢？一般出现贫血就会去治贫血，如果知道贫血是便血导致的，应该先去治疗便血。但是不论便血、贫血，都只是溃疡性结肠炎的症状。溃疡性结肠炎是个自身免疫病，症状反复发作，缓解期看不到热象，因为舌质淡会掩盖它的热象。这时让患者把舌头卷起来，会看到舌下面的颜色深，上面的颜色淡。溃疡性结肠炎有伏邪，要当伏邪治疗。伏邪缓解期是一个阳虚的表现，急性发作时就是一个热证。要从根本上治愈这个疾病，需要从伏邪去治，才可以从根本上彻底打破它的免疫应答环节。我们有一门课叫"温病研究——伏邪"，专门讲慢性感染、病毒感染、自身免疫病和肿瘤的治疗。这些疾病，例如慢性肾盂肾炎，没发作之前患者手脚冰凉，发作时下焦湿热就出来了。患者本质上是一个肾阳虚的人，"冬伤于寒，春必病温"，急性发作时表现为一个温病。我们治疗伏邪与传统中医的治法不一样，听听我们的"伏邪"课，"伏邪"课专门讲了溃疡性结肠炎怎么治。如果单纯按照传统中医的辨证，贫血则养血，便血则止血，是治不好这个病的，那些都是症状，没有直取其病。要想治愈疑难疾病，一定是直取其病、随证加减。

第十六章　脾胃病形气神

第一节　脾胃病形气神概论

我们在各个场合都提到形气神，为什么要反复提形气神？因为不区分形气神，我们有时会犯一些比较严重的错误。

人体的躯壳就是我们的形质，有形质后才有代谢，就是气化。只有躯壳，没有代谢，那是死人。活人有没有不代谢的？人活着一定要有气化。活生生的人才有神志，即使是植物人，他的识神没有了，元神还在。元神时时刻刻都在控制着我们的呼吸，只是我们没有察觉；元神还控制我们的心跳，坚持打坐的人心跳会越来越慢，这些都是受元神控制的。所以疾病就包括了器质性疾病，功能性疾病和精神性疾病。

治疗脾胃病要特别突出形气神，比如胃癌患者因为食欲差找医生开胃。如果医生不知道他患的是癌症，用调气化的方法治疗，结果胃口没开，患者去世了；治疗便秘，调了半年，大便出不来，因为肠癌晚期去世了；或者是个抑郁症引起的食欲差，你给他开胃，抑郁症有自杀倾向，后来他跳楼了。所以不能把形气神区别开，会犯错误。

一、脾胃病形质病

消化系统的形质病，需要特别指出来的是食管癌、胃癌、肠癌。

食管癌我们误诊的少。食管癌的特点是噎膈，患者出现噎膈以后我们通过做胃镜、CT、查肿瘤标志物基本上都能诊断出来。但是一般食管癌患者出现吞咽梗阻才去检查治疗。食道平滑肌可以扩张，平时食道管腔小，扩张时一个鸡蛋都能吞下去。如果出现噎膈说明受累食管段 2/3 的环形平滑肌已经受到肿瘤侵犯，食管不能扩张出现梗阻。因为发现晚，在我国食管癌整体的治疗效果不好。即便做体检，我们往往既不拍 CT，也不做胃镜。

第二个是胃癌，常常被误诊。我们中医治疗胃病要考虑是胃炎还是胃癌，不能轻易就下胃炎的诊断，最后导致误诊，尤其是面对容易导致胃癌的疾病，比如萎缩性胃炎、肠上皮化生、不典型增生，更要注意。我们的验方滋生流气饮对萎缩性胃炎、肠上皮化生和不典型增生有一些特殊疗效。

第三是肠癌，有些患者的便秘是由肠癌导致，只是我们没有诊断出来。

如果这些形质病没有得到正确的诊断和治疗，往往导致患者死亡。中医有没有形气神的记载呢？《伤寒杂病论》中"伤寒表不解，心下有水气，干呕，发热而咳，或渴，或利，或噎，或小便不利，少腹满，或喘者，小青龙汤主之。""若噎者，去麻黄，加附子"我们给这个方取了一个名字，叫小青龙去麻黄加附子汤。治疗噎嗝有一点效果，用一段时间它就没效了，因为还要随证加减。我们有验方进退青龙汤，可能你会获得更多的体会。张仲景为什么从小青龙汤去治食管癌呢？因为食管癌，吞咽梗阻以后咳吐大量白色泡沫痰，其实不是痰，是食道分泌的消化液。食道分泌的消化液和呼吸道分泌的液体很相似。没有炎症时，呼吸道分泌的液体就是白色的清稀泡沫痰，食道分泌的也是白色清稀液体。当吞咽梗阻时黏液就被大量吐出来了。中医不分食道出来的还是气道出来的，都被认为有痰饮，"心下有水气"，"心下"是胃，所以张仲景用小青龙汤去麻黄加附子治疗噎嗝。

再举个例子，《伤寒杂病论》讲甘草泻心汤："伤寒中风，医反下之，其人下利，日数十行，谷不化，腹中雷鸣，心下痞鞕而满，干呕心烦不得安，医见心下痞，谓病不尽，复下之，其痞益甚，此非结热，但以胃中虚，客气上逆，故使鞭也，甘草泻心汤主之。"甘草泻心汤治的是虚痞。这里首先要说清楚，张仲景在讲脾胃病虚实的时候，常常不完全指正气的虚实，主要是指脾胃病腔道里的虚和实。例如讲栀子豉汤的"胃中空虚，客气动膈"。"胃中空虚"就是说胃里没有东西：第一，胃里没有水，如果胃里有振水声，那是茯苓甘草汤证，水气入胃也发生痞，茯苓甘草汤就是苓桂术甘汤去白术健脾，加生姜温胃；第二，胃里没有食，胃里如有饮食积滞，就要用瓜蒂散之类的处方去催吐。当然我们很少用。可以用消导的办法，但是瓜蒂散见效最快；第三是胃里没有肿瘤，水饮和食积导致的痞，用半夏泻心汤效果不好问题不大，可如果是肿瘤导致的痞，比如胃癌、皮革胃需要复形质。很多中医大夫就把胃癌当成"痞"，用半夏泻心汤治疗，刚开始有些效果，但是随着肿瘤进展，或者随着皮革胃的蔓延，肿瘤越来越大，半夏泻心汤就越用越没效，用到后面根本没效。半夏泻心汤虽然能缓解一点症状，但是不能延长患者的生存期。中医辨证论治往往以症状缓解为有效指标，如果是胃癌，症状得到缓解，而肿瘤在快速进展，那算有效还是算没效呢？大家要去思考。

张仲景告诉我们半夏泻心汤证的"心下痞鞭而满"是"胃中虚"的"痞满"，所以我们一定要注意区分形气神。张仲景的《伤寒论》区分得很细。

消化道形质病有没有诊断的办法呢？有诊断的办法，比如说食管癌，"寸沉痰瘀水停胸"，食管癌表现为寸脉沉，如果寸脉沉而咳嗽往往是肺癌。胃癌往往表现为关脉如豆，《辨脉法》说："阴阳相搏名曰动，阳动则汗出，阴动则发热。形冷恶寒者，此三焦伤。若数脉见于关上，上下无头尾，如豆大，厥厥动摇者，名曰动也。""阴阳搏"其实就是动脉，动脉脉率是偏快的。患者右手的关脉"厥厥动摇"就是如珠走盘，是个滑脉，只见于关上，寸脉、尺脉都不滑，独独关脉滑。右手关脉候脾胃，如果摸病人右手关脉是滑数脉，而寸尺都没有，那是胃癌的脉。《伤寒论》叫阴阳搏，那是胃癌的特殊脉象。遇到这种脉，你要考虑是胃炎还是胃癌。

　　唇系带与上齿龈的相接处是龈交穴，龈交穴处有个疙瘩。我们把它切下来，显微镜下看到这个疙瘩是增生的黏膜上皮，里面没有癌细胞，龈交穴处有疙瘩提示大肠有占位。当然这个占位可以是良性，也可以是恶性，可能是痔疮，或是息肉，也可能是肠道的癌瘤。如果患者便秘而且龈交穴有个疙瘩，首先要想到肠道有占位，问他便血不便血，是先便后血还是先血后便，或者做直肠指检，还可以做腹部的 B 超、CT 来诊断是息肉、痔疮还是癌症。当然肠道占位，脉象表现为尺脉沉而躁，而单纯便秘脉不躁。由此可见中医能够区分气化、形质、神志病。

二、脾胃病气化病

　　我们讲完"形"，接下来讲"气"。"气"在消化道主要表现为运动和分泌。食物由口腔到肛门，需要消化道的蠕动。食物由口腔到肛门的过程，除了地心引力，主要的动力来自于消化道的运动。消化道除了运动，还分泌大量消化液和消化酶，去消化和水解食物。这就决定了消化道的基本功能是运动和分泌。消化道的运动和分泌就带来消化和吸收。被消化道消化的食物，变成可吸收的营养物质连同消化液被吸收入血。消化吸收的结果导致排泄，排泄之后会表现为饥饿，从而受纳。所以运动分泌、消化吸收、受纳排泄这是消化道的三个功能活动，最基本的功能就是运动和分泌。

三、脾胃病神志病

　　消化道的神志改变主要反映在 3 个疾病上：

　　第一是胃食管反流病。胃食管反流病为什么是神志病呢？西医认为胃食管反流病是个身心疾病，食管末端有一个"开关"叫作贲门括约肌。食物由贲门进入胃腔，贲门括约肌收缩，贲门关闭，食物就不容易反流。当贲门括约肌功能障碍时，食物就由胃反流到食管。贲门括约肌受交感、副交感神经支配，与情绪有密切关系。胃食管反流病患者常常"心中懊恼，反复颠倒"，所以我们说胃食管反流病是一个身心疾病。《伤寒论》栀子豉汤条文对胃食管反流病的情志改变描述得非常典型。

　　第二是胃神经官能症。胃神经官能症就是首先要排除胃癌和显著的胃炎、胃溃疡这些疾病，但它表现为上消化道不适的症状。张仲景说"得药则剧吐利"，患者明明表现为食欲不好，他吃开胃药反而不舒服，甚至服药后表现为吐利。百合病里就讲到胃神经官能症。

　　第三就是肠神经官能症。胃、肠、食管都有神志病。胃食管反流病比较容易诊断，胃神经官能症常常被忽略，肠神经官能症也常常被忽略。

附：胃神

　　五脏和"神"都有关系，与神志有关系的是心，就是所谓的"心主神明"。人体还有一个胃神，又叫"谷神"。

　　众所周知，影响心脏的神经系统一个是交感神经系统，一个是副交感神经系统，这两者调节心脏的节律。交感神经系统为"心阳"。交感神经影响肾上腺素，肾上腺素递质促进心脏收缩，使心脏搏动加强，射血增加，从而增加心脏的搏动频率，使心脏的跳动更快更有力，这就是心阳的作用。而副交感神经系统使心脏搏动的频率降低。

　　既然心脏是由交感和副交感神经系统调节的，怎么会"主神明"

呢？心肌细胞比较特殊，心脏有自主神经（浦肯野纤维），即使没有交感和副交感神经，心肌细胞仍然可以自主收缩。心脏既受外源性神经系统（交感和副交感神经）的调节，又可以自主收缩，所以"心藏神""主神明"指的是其"元神"。

为什么说有胃神呢？胃的细胞与心肌细胞很相似，离体状态下胃肠道平滑肌仍然可以运动。脾胃的功能体现在胃阴、脾阴（分泌消化液）和胃阳、脾阳（促进消化道运动），而这两者都受胃肠道自身的壁内神经丛支配（神经——体液调节），与此同时外在的交感和副交感神经也参与对其进行调节，所以有"胃神"（亦是有元神）。麻黄含有麻黄碱、次麻黄碱、伪麻黄碱等能够发挥拟肾上腺素作用，能兴奋交感神经，抑制胃肠道的蠕动。所以用麻黄"发汗后"，会导致"腹胀满"。

消化道平滑肌细胞和心肌细胞均具有自主性，有基本电节律，就是在没有外在神经支配的情况下可以自身发放冲动。这种冲动叫慢波，频率很低。当慢波电位超过一定临界值时，就可触发一个或多个动作电位，从而引起肌肉收缩。

消化道从食管中段到肛门都有壁内神经丛（胃有胃壁，肠有肠壁）。壁内神经丛中的神经节细胞和神经纤维互相连接，形成一个完整的局部神经反射系统。也就是说，神经纤维和神经节，在消化道壁内构成一个反射弧，能够支配肠道的运动。外来神经（交感和副交感神经）对内在神经丛具有调节作用，但当切断外来神经后，内在神经丛可以单独起作用，完成局部神经反射。所以说心有心神，胃有胃神。

此外，胃肠道的外分泌腺体主要分泌消化液（消化酶）帮助消化食物，但其还有内分泌细胞，分泌胃肠激素（胃肠肽）。这些胃肠肽能够支配胃肠道的运动。这些胃肠道的肽能神经递质，由其神经末梢释放，以调节胃肠平滑肌和腺细胞的活动。这些递质很特别，在大脑中也存在脑肠肽，可以调节人的大脑，也就是说，胃肠道的神经递质可以调节大脑。所以胃肠道不舒服的患者，经常伴有头晕目眩，昏沉不适。

这些因素（平滑肌自主性、内在神经丛、胃肠肽等），使得消化道平滑肌在离体的情况下仍有一定的自主性。如离体的心脏也具有一定的自主性。所以心藏神，名心神；胃（消化道）藏神，名胃神。如果胃神浮越，则会出现如口苦、呃逆、痞满、厌食、胃脘痛、腹痛等不适表现，导致胃肠神经官能症。

脾阳、胃阳具有促进消化道运动的功能，是消化道的动力；胃阴、脾阴具有消化腺外分泌功能，分泌消化液和消化酶。胃神则是建立在消化道平滑肌自主性、壁内神经丛与胃肠肽基础上的消化道内在神经——体液调节的基础上。脾阳胃阳（消化道动力）与胃阴脾阴（消化腺分泌）在胃神（消化道内在神经-体液调节）的作用下共同完成人体消化吸收活动。胃神亦受到胃阴脾阴和脾阳胃阳通过胃肠激素与胃肠神经反射的反馈调节。食物的消化吸收情况会影响人的食欲，也会影响控制机体肠道运动与分泌的功能，随着消化吸收情况的不同，人的食欲和肠道运动的支配情况也不同。

当然，胃神还受到机体整体阴阳平衡与心神活动的调节，表现为自主神经（交感和副交感神经）和脑肠肽对消化道功能活动的调节。胃络通于心，故胃神对心神亦有反馈调节作用，主要体现在脑肠肽对中枢神经系统功能的调节。因此中枢神经系统能够调节胃肠道的功能。反之，胃肠道也可以调节中枢神经系统功能（即胃神受到全身的阳神、心神和整体阴阳平衡的调节，而胃神也能调节全身的阳神和心神），例如当消化道功能障碍的时候，也会引起患者心烦、失眠等情志的异常。

第二节　胃神经官能症

胃神经官能症属于神经官能症，神经官能症可以表现在全身很多器官，它是个精神疾病、心理疾病。表现在胃，我们叫胃神经官能症。胃神经官能症的具体表现，主要有 4 个：

第一是神经性厌食，多见于女性。女性爱美，常常节食，再加上心理暗示，容易形成神经性厌食，神经性厌食用山楂、砂仁、豆蔻等开胃药物治疗是不见效的，这个病根在中枢神经系统，要治心，治患者的神志，患者需要把心放开，"心无挂碍，无挂碍故，无有恐怖，远离颠倒梦想"。

第二是神经性嗳气，患者嗳气频繁，胃里好像有很多气体。实际上胃本身并没有很多气体，是患者每次嗳气之后又吸入气体。嗳出来的气，都是主动吸进去的，不是胃里产生的气。这种症状是典型的精神症状。这种情况要治患者的心理，而不是单纯地去理气。比如"善太息""短气"，中气下陷气不够用就会短气，善太息不是短气，不是中气下陷，太息过后就觉得舒服，它是一个神经官能症的表现，是个精神症状，这时补气没有效。"喜悲伤欲哭"善太息是甘麦大枣汤证，要治心。

第三是神经性呕吐，普通的止吐药解决不了问题，因为患者这个呕吐，是心里出毛病了。

第四是神经性胃痛，它并不是胃炎、胃溃疡、十二指肠溃疡导致的疼痛，局部没有病理改变。

神经性的厌食、嗳气、呕吐、胃痛，都是精神症状，病根都在心里。比如厌食，用开胃药或者用激素开胃，都没有效；神经性嗳气，理气也没效；神经性呕吐，单纯止吐也没有效；神经性胃痛，用止疼药效果也不好。如何治疗胃神经官能症呢？

第一就是神经性厌食，《金匮要略》曰："意欲食复不能食。"就是想吃又不能吃；"常默默"就是情绪低落；"欲卧不能卧，欲行不能行，饮食或有美时，或有不用闻食臭时"，一会儿想吃，一会儿闻到食物的味道又不想吃；"如寒无寒，如热无热，口苦，小便赤，诸药不能治，得药则剧吐利，如有神灵者，身形如和，其脉微数。每溺时头痛者六十日乃愈；若溺时头不痛，淅然者，四十日愈；若溺快然，但头眩者，二十日愈。其证或未病而预见，或病四五日而出，或病二十日，或一月微见者，各随证治之。"患者临床表现很复杂，对神经官能症的患者，我们一定要打断他自述，要有接诊技巧，要不然他可以与你说一上午。比如患者告诉我，他脸苦，这就是典型的神经官能症，因为脸不会苦；如果患者说嘴唇苦，这也是神经官能症，因为嘴唇不会苦，只能出现口苦。听到这些症状，就知道是一个神经官能症。胃神经官能症神经性厌食的临床表现就是"意欲食复不能食""或有不用闻食臭时"。怎么治疗呢？大家知道百合病，用百合地黄汤来治神志病。百合里含有秋水仙碱，它可以化痰，可以镇静；地黄是一个镇静药。百合、地黄都是治疗精神系统性疾病的药物。西医用"百忧解"治疗，中医有中医的特色，也擅长治这些病，处理得当，有些患者可以很快缓解。

第二是神经性嗳气，神经性嗳气女性居多，"妇人咽中如有炙脔，半夏厚朴汤主之"。《千金》"胸满，心下坚，咽中帖帖如有炙脔肉，吐之不出，吞之不下"，中医称之为梅核气，需要排除慢性咽炎和脊柱对神经的压迫、胃食管反流病等。单纯的梅核气，就是一个典型的神经官能症。半夏厚朴汤也能治疗神经性嗳气。"心下坚"就是患者自己主动吞入大量气体到胃，气往上走，在胃部叩诊是鼓音，治疗用半夏厚朴汤，方中重用半夏（一升），一定要注意重用生姜（五两），神经官能症与肝有关系，苏叶疏肝，也可以治疗神经性嗳气。当然根据失眠、烦躁、焦虑等症状，也可以加郁金等药缓解精神症状。半夏厚朴汤的服法非常特别，"日三夜一"白天服3次，晚上服1次，一共服用4次。

第三是神经性呕吐，张仲景有描述"病人胸中似喘不喘，似呕不呕，似哕不哕，彻心中愦愦然无奈者，生姜半夏汤主之"。"彻心中愦愦然无奈"就是烦躁，这属于神经官能症。患者给你描述症状的时候，会很夸张地和你说很多症状，讲前因后果，反反复复，絮絮叨叨，这时候我们抓住"似喘不喘，似呕不呕，似哕不哕，彻心中愦愦然无奈者"属于神经性呕吐，用生姜半夏汤主之。生姜半夏汤和小半夏汤都有半夏、生姜，区别在于生姜半夏汤用生姜汁一升，所以叫生姜半夏汤，不叫小半夏汤。用生姜30~60g也有效，但是比生姜汁效果差一些。生姜半夏汤治神经性呕吐。生姜半夏汤性温，有些神经性呕吐的患者有热，可加栀子豉汤。栀子豉汤治"反复颠倒，心中懊侬，客气动膈"，这和呕吐一样也是食物往上的反流，还伴有烦躁。生姜半夏汤证和栀子豉汤证，一个偏寒一个偏热。我们的验方——栀豉升降饮也是治疗这些疾病的。

神经性呕吐，单纯用代赭石、旋覆花等和胃降气药物效果不好，需要安神。生姜半夏汤和小半夏汤的区别就在于，小半夏汤是重用半夏，而生姜半夏汤重用姜汁，姜汁能够安神，温胆汤里用姜汁。温病学处方里，也经常加姜汁。就是用姜汁开窍安神，有热合上栀子、淡豆豉、郁金等。我们不能把神经性呕吐当成内科一般的呕吐去治疗，内科的呕吐往往是以半夏、代赭石、旋覆花这一类的药物为主。

第四是神经性胃痛，这样的胃痛，做胃镜检查，查不出问题，就用百合乌药汤治疗。百合乌药汤出自陈修园的《医学三字经》，书中说"气痛香苏专"，气痛就要用香苏散。"因大怒及七情之气作痛，宜香苏散，加延胡索二钱，七气汤亦妙"，因为延胡索止痛，用七气汤也可以。"又方用百合一两乌药三钱"。百合乌药汤治疗神经性胃痛，有特殊的疗效，当然也可以加入郁金、苏叶等去处理情志问题。百合乌药汤不仅治疗神经性胃痛，也可以治疗器质性胃痛。因为疼痛与神经系统有关系，调节神经系统能够缓解疼痛。实际上器质性胃痛用百合乌药汤同样有效，不过器质性疾病首先要处理器质性改变，比如胃溃疡，首先治疗胃溃疡。百合乌药汤治疗神经性胃痛，根据患者的精神症状进行加减，就可以取得相对明显的疗效。

第三节　肠神经官能症

一、肠神经官能症的分型

肠神经官能症是常见的一个肠道疾病。疾病分为形气神。"形"主要指器质性疾病。结直肠癌引起的腹胀、腹痛，不能当普通的肠道炎症去治，否则效果不好。"气"指一些炎性疾病，功能性疾病。"神"是指精神性疾病，这些疾病有明显的心理因素，它所引起的疾病，不能单纯去治症状，要治心理疾病。那么肠道神经官能症就属于神志病的范畴。消化道的功能主要体现在：第一运动，消化道的蠕动促进食物的消化与排空；第二分泌，就是消化道液体的吸收与分泌，形成成型的大便。所以肠道神经官能症主要有三种临床表现：一种为运动障碍，一种为分泌障碍，一种表现为混合型。

1. 运动障碍

肠道神经官能症运动障碍两个突出的临床表现：第一是腹痛，第二是大便改变。

它的腹痛表现也比较有特征：脾曲综合征、肝曲综合征和胃结肠反射亢进，分别表现为左上腹、右上腹和中上腹疼痛。有人一吃饭就腹痛，就要排便，叫作胃结肠反射。横结肠在胃大弯的后下方横过，食物进入胃，刺激横结肠，促进结肠排空，结肠的排空又为食物由胃进入肠道做准备，所以有人一吃饭就要排便，那是胃结肠反射亢进。左上腹是脾曲综合征，它表现为腹痛，这个腹痛伴随排便、排气、灌肠或入睡后缓解。一般腹痛多是持续的疼痛，晚上也应该疼，比如十二指肠球部溃疡空腹疼、夜间疼。肠神经官能症不一定表现为腹泻，腹痛、排气、排便也是它的典型表现。

肠道神经官能症运动障碍的腹痛和器质性疾病的腹痛是不一样的，是食物的刺激导致它的腹痛，而且腹痛伴排气、排便，把大便和气体排出去后疼痛缓解，或是入睡后消失。如果是一个阑尾炎引起的腹痛，入睡后是不会消失的。精神疾病患者入睡后，自主神经功能得到调节，疼痛就缓解。第二是大便的改变，常常兼有便秘。这种便秘我们叫作痛性便秘，这个便秘的特点是常常伴有腹痛和直肠刺激征的里急后重。

2. 分泌障碍

第二型是分泌障碍型，分泌障碍又包含两种情况：

一种表现为结肠分泌障碍。如果是结肠分泌障碍，水分分泌过多，水分吸收不良，会发生腹泻。这个腹泻表现为经常发作或者反复发作，但是结肠分泌障碍导致的腹泻和小肠分泌障碍导致的腹泻不一样。第一，结肠分泌障碍导致的腹泻粪便是糊状，像粥一样，比小肠分泌障碍的腹泻要稠。第二，结肠分泌障碍导致的腹泻，粪便含大量的黏液，就像动物鼻涕一样的东西，很黏稠。那个黏液甚至是黏液管型，肉眼就可以看到，这是结肠的特点。镜检未见异常，禁食以后腹泻可以缓解。如果是结肠的功能性疾病，禁食并不能够完全缓解，这是它的一个特征。

一种是小肠分泌障碍，它与结肠分泌障碍不一样，因为大量的水分在小肠，这个时候还没有来得及吸收，所以小肠分泌障碍常常表现为水泄，伴脐周不适或阵发性腹痛和肠鸣。从腹诊九区法来看，肚脐的周围是小肠。

　　不管是结肠型腹泻还是小肠型腹泻，都可以因情绪波动而激发。学生参加高考因为紧张而排便，就是肠神经官能症。如果说表现为剧烈的腹痛，伴随正常大便或者便秘，那就是运动障碍型。如果因为精神紧张，肠子开始绞痛，就去排便，大便表现为稀便或水样便，这是分泌障碍型。这种人容易得抑郁症、躁狂症等。分泌障碍型肠道神经官能症主要表现为腹泻，结肠型腹泻的糊便和小肠型腹泻的水便。结肠型腹泻的糊便含黏液，小肠型腹泻的水便常常伴有脐周（小肠）胀或痛。

3. 混合型

　　混合型表现为：腹痛之后腹泻和便秘交替出现。运动障碍型表现为腹痛伴便秘，便秘可以表现为大便很干燥或排便困难。排便时伴疼痛但是并不干燥，这是伴疼痛型便秘的运动障碍，有肠痉挛。还有一种腹痛伴腹泻，这种腹泻是小肠型腹泻或者大肠型腹泻。腹痛伴有腹泻，是分泌障碍型；腹痛伴有便秘，是运动障碍型；便秘和腹泻交替发作的是混合型。当然还伴有精神症状——自主神经系统失衡的症状：心慌、心悸、气短、胸闷、面红、手足多汗、多尿。心悸、短气、胸闷、面色潮红，这就是桂枝证，多尿是夹水需利尿。太湖大学的"中医生理学"课程讲到，下焦的大肠和膀胱的关系很复杂。肛门刺激征——里急后重，膀胱刺激征——尿频、尿急、尿痛，症状相似，它们之间的治疗可以相互影响，都受自主神经系统控制。女性还可以有痛经，这是女性的特殊表现，伴随着自主神经系统功能紊乱，常手足多汗，属桂枝证，桂枝可以治腹痛，这是张仲景常用的一个方法。当然，所有的神经官能症，首先应排除器质性疾病。

二、肠神经官能症的诊断

我们要诊断一个肠神经官能症，有几点是需要注意的：

第一，腹痛伴腹泻或便秘，或腹泻、便秘交替出现。

第二，伴有自主神经系统不平衡表现，就是有精神症状，有神志病的表现。

第三，排除器质性疾病，如果是一个肠癌刺激肠道引起的腹痛、腹泻或者便秘，被诊断为神经官能症是不可以的。

肠神经官能症的诊断主要就这三条。局部的特殊表现加自主神经系统功能紊乱表现，再排除器质性疾病，我们就可以诊断为肠神经官能症。

三、肠神经官能症的治疗

肠神经官能症的治疗——主要抓住它是一个神志病，表现为腹痛伴有腹泻或者便秘，甚至腹泻和便秘交替发作。疏肝是治疗这个病的最关键的因素，基本方是四磨汤、五磨饮子，便秘加大黄变成六磨汤，腹泻加李东垣的升阳除湿汤。升阳除湿汤用羌活、防风来疏肝升阳除湿，水分多加茯苓、泽泻、猪苓。治疗基础就是以四磨汤和五磨饮子为核心。寒象重有腹泻合鸡鸣散——苏叶、吴茱萸、槟榔、木瓜、桔梗、生姜、橘皮、木瓜、吴茱萸可以止泻。木瓜止泻是薛生白的办法，治疗霍乱。吴茱萸暖肝止泻，它其实不是用来止泻，而是用来暖肝。

以上就构成了肠神经官能症最核心的治疗办法——直取其病、随证化裁。因为这个病是神志病，核心就是肝脏的疏泄功能发生了异常，导致腹泻或者便秘，从肝去治就可以收到很好的疗效。

四磨汤来自《重订严氏济生方》，它有人参、槟榔、沉香、乌药。槟榔、沉香、乌药这几个药都是治肝的药，有破气的作用，里边加了人参补气。四磨汤还有一个版本，没有人参有木香，换言之，就是气郁症状明显的，要快速缓解气郁，可以不用人参用木香。四磨汤为什么要磨呢？沉香、槟榔、乌药这几个药都很硬，有效成分不容易煎出来，所以需要久煎，但它们又是芳香的药，芳香药疏肝、理气、发表，久煎之后挥发油挥发，疗效就变差，所以采用水磨的办法。四磨汤是一个基础方，治疗这类疾病作用比较强悍的是五磨饮子。五磨饮子没有人参，多了木香、枳实。枳实的理气作用，用磨的办法要比水煎有效。五磨饮子用酒先磨，因为挥发油溶于酒，酒对挥发油的溶解度更高，也可以用酒来泡。五磨饮子出自《医方考》，它是经过锤炼的，是治疗这个疾病的经典方。五磨饮子治疗胃肠神经官能症要随症加减。大便秘加大黄，是六磨汤，出自《世医得效方》；大便稀加木瓜、吴茱萸。我家有一个验方——栀豉升降饮也治疗这类型疾病，在缓解期考虑使用。栀豉升降饮的特点就是缓解肠道症状，这个处方在急性发作期缓解肠道症状的作用不如六磨汤，但是它缓解精神症状很明显。栀子、淡豆豉治疗心烦懊憹，反复颠倒，大便秘加大黄、枳实，这是张仲景的办法；然后加郁金、神曲解郁。越鞠丸治消食为什么用神曲？因为神曲能够解郁安神，神志病伴有食积适合用神曲；温胆汤就使用竹茹除烦；加生姜、半夏，是生姜半夏汤，治疗"心中愦愦然无奈者"，生姜量一定要大，不大没有效果，用姜汁比生姜效果要好，生姜半夏汤证是阳明病导致的烦躁。阳明病导致的烦躁有两证：一个是栀子豉汤证，它是个热证；一个是生姜半夏汤证，它是寒证。但是疾病常常表现为寒热错杂，这两个方可一起用。还可以随证加减，如太子参、合欢皮、百合、乌药、竹茹、大枣、甘草、浮小麦、淮小麦、芍药。芍药解痉，百合、乌药理气，合欢皮安神，太子参有安神作用，这是太子参与人参的区别。这个处方对缓解期的治疗非常有效，这是一个很有意思的治疗方法。急性期用四磨汤、五磨饮子、六磨汤；缓解期用栀豉升降饮，对解除自主神经功能的紊乱，可以起到很好的疗效。

第十七章　胃肠功能障碍

第一节　胃肠功能障碍概论

胃肠功能障碍病，属"气"的范畴，也就是功能性疾病。胃肠功能障碍，主要包括两个方面，一是胃肠道运动障碍，二是胃肠道分泌障碍。

一、胃肠道运动障碍

胃肠道运动作用包含两个方面：一是搅拌作用；二是传送作用。胃肠道像个搅拌机，通过蠕动把食物进行搅拌，而且还是"传送带"，促进食物下行。人直立行走以后，地心引力促进食物下行。胃肠道运动障碍主要体现在阳明中寒和太阴虚寒。阳明中寒最常见，大多数胃肠道运动障碍在胃和大肠，归在阳明中寒的范畴。太阴虚寒见于太阴病，是小肠的问题。小肠的运动障碍相对少一些。太阴病的治疗相对简单，我们在太阴病篇会讲。但是阳明中寒，胃和大肠的运动功能减退，比较复杂，我们下面专门来讲它。

二、胃肠道分泌障碍

胃分泌消化液和消化酶来消化食物，促进食物消化吸收，所以胃肠道的功能主要表现为运动和分泌。胃肠道分泌障碍包含阳明水气和太阴寒湿。消化道分泌减少那是阴虚，可以养胃阴，养脾胃。如果养胃阴不见效就养肝阴。但是我们常见的胃肠道分泌障碍是分泌太多，吸收不够。包括水停胃中，水走肠间，走小肠走大肠。水走小肠就是太阴寒湿，比如小肠型腹泻。小肠型腹泻表现为太阴寒湿，消化吸收不良。肠神经官能症也会见到小肠型腹泻，是小肠蠕动快，水没来得及吸收。太阴虚寒和太阴寒湿，就是小肠运动减退和分泌增加。太阴寒湿，用干姜促进水分吸收，它的治疗相对简单。我们需要详细讲阳明水气——水停留在胃和大肠。阳明中寒——胃和大肠的运动功能减退，表现为西医的消化吸收不良。可以从阳明中寒探讨它的运动障碍，从阳明水气探讨它的分泌障碍。

第二节　阳明水气

《重订伤寒杂病论》419 条："膈间支饮，其人喘满，心下痞坚，面色黧黑，其脉沉紧，得之数十日，医吐下之不愈，木防己汤主之。虚者即愈，实者三日复发，复与不愈者，宜木防己汤去石膏加茯苓芒硝汤主之。"（金匮·痰饮咳嗽病篇）

木防己汤

木防己（三两）　　石膏（十二枚，鸡子大）　　桂枝（二两）人参（四两）

上四味，以水六升，煮取二升，分温再服。

木防己加茯苓芒硝汤

木防己　桂枝（各二两）　芒硝（三合）　人参　茯苓（各四两）

上五味，以水六升，煮取二升，去滓，纳芒硝，再微煎，分温再服，微利则愈。

"喘满，心下痞坚，面色黧黑"，类似于西医所讲的心衰。喘满如心衰的心源性哮喘，心下痞坚如西医所讲的心源性肝硬化。这个病归在阳明胃，因为心下痞坚，心下为阳明胃所在之地，属于阳明。"心下痞坚"，既可以是心源性肝硬化，也可以是心衰导致的胃肠瘀血，这些病都可能出现"心下痞坚"。左心衰出现喘满一症，可用《伤寒杂病论》木防己汤治疗；右心衰出现浮肿一症，可用《伤寒杂病论》真武汤治疗。木防己汤、真武汤，总属于水饮凌心射肺，可以合葶苈大枣泻肺汤。如果是阳明在经，木防己汤用石膏，石膏能够补充钙，增强心脏的收缩力。如果是阳明在腑，大便不通，去石膏加茯苓、芒硝。

　　《重订伤寒杂病论》217条："皮水为病，四肢肿，水气在皮肤中，四肢聂聂动者，防己茯苓汤主之。"第121条："防己地黄汤：治病如狂状，妄行，独语不休，无寒热，其脉浮。"这两个方与木防己汤都用防己、桂枝。区别是木防己汤用防己、桂枝配人参、石膏强心。人参有强心的作用，石膏补充钙质，桂枝兴奋心脏的浦肯野纤维，兴奋心脏的自主神经，能够增强心脏的节律和心脏的收缩力。防己是一个抗纤维化的药物，能够逆转心脏异常的重构。心衰时心脏已经被重构了，这种重构是异常的，而木防己汤可以逆转心脏异常的重构。木防己可以治疗舒张期心衰，桂枝、人参可治疗收缩期心衰，三药配伍，整个处方就变得很平了。换言之，木防己能够抗纤维化，能够增强心脏的顺应性；桂枝、石膏、人参能够强心，增强心脏的收缩，其中石膏能够补充钙质，桂枝能够增强心脏的自主节律，人参是补气药，改善心脏的代谢，促进心脏的收缩。

　　防己茯苓汤用防己、桂枝配黄芪、茯苓、甘草，是个利水的方剂。黄芪补气行水，茯苓配甘草利水，其中茯苓利水，甘草含有的甘草酸能够促进茯苓有效成分的溶出。黄芪与人参的区别是黄芪能走表，这是人参所不同的；黄芪的一个独特作用是能够补气行水，这个作用强于人参，所以方中用黄芪配茯苓、甘草。防己地黄汤是防己、桂枝配防风、地黄、甘草。防己配防风、地黄是安神的，可以镇静安神。

　　防己这个药物能够解痉，能够抗纤维化，能够促进心脏的舒张，改善心脏的顺应性。心脏需要充分地舒张，然后再充分地收缩，两者的平衡非常重要。所以，木防己汤的配伍，条文和方剂的思想非常巧妙。木防己汤明明是治疗收缩期心衰，既能加强心脏的收缩功能，又能够改善心脏舒张的功能，体现了调平的思想。如果单纯是舒张期心衰用什么？单纯的舒张期心衰可用鸡鸣散。

《温病条辨》的加减木防己汤，用防己（六钱）、桂枝（三钱）、石膏（六钱），这几味药与《伤寒杂病论》的木防己汤是相同的。因为治的是湿热温病，所以唯独没用人参，而用杏仁（四钱）、滑石（四钱）、薏苡仁（三钱）、白通草（二钱），以宣肺利尿除湿。为什么用薏苡仁？薏苡仁能够解痉，所以经常用它治疗痹证。木防己汤去人参，加薏苡仁，再加杏仁、滑石、通草调畅湿热气机，这变成了温病方。

阳明胃病，病在胃之上脘者，西医所谓贲门，当剑突下。《重订伤寒杂病论》171 条："小结胸病，正在心下，按之则痛，脉浮滑者，小陷胸汤主之。"小陷胸汤可治贲门病。"正心下，按之痛"，就是剑突下、胃之上脘，为贲门之病；胃体之病，"心下痞"病在胃之中脘，与半夏泻心汤；若幽门梗阻，病在胃之下脘，停食者用大半夏汤。饮食停滞导致的胃反，因于寒者，与大半夏汤，因于饮者，与茯苓泽泻汤。张仲景的病位思想非常清晰。病在哪里？病在胃之上脘，正心下按之痛，为贲门，用小陷胸汤。小陷胸汤治疗贲门热证；瓜蒌薤白半夏汤治疗贲门寒证，把小陷胸汤中的黄连变成薤白，两方一寒一温；病在胃之中脘，寒温错杂，与半夏泻心汤；病在胃之下脘，幽门梗阻，因于寒者与大半夏汤，因于饮者与茯苓甘草汤。有病位、有病机、有症，我们的病机是辨证论治"证"，还有症状的症，比如肠间水气，自利的用甘遂半夏汤，便秘的用己椒苈黄丸。这就是我们讲的病证症有机结合，形气神一体同调。

第三节　阳明中寒

一、阳明中寒

《重订伤寒杂病论》424 条："阳明病，若中寒者，不能食，小便不利，手足濈然汗出，此欲作固瘕，必大便初鞕后溏。所以然者，以胃中冷，水谷不别故也。"（191）

"阳明病，若中寒者"，阳明中寒是指受了寒，这与阳明中风不一样。张仲景讲中风，"风"有多层含义。如果表现为风性开泄，发热有汗出，那是太阳中风的桂枝汤证。大青龙汤证条文讲"太阳中风，脉浮紧，发热恶寒，身疼痛，不汗出而烦躁者"，大青龙汤证是"不汗出"而烦躁，表现为浮紧脉。那么为什么说是"太阳中风"？阳明中风的条文描述是肝衰竭出现肝性脑病，因为肝性脑病有扑翼样震颤，可以说是一种风。那么阳明中风与太阳中风是什么关系？大家去思考。

"阳明病，若中寒者，不能食"，因为阳明病若能食为中风，不能食为中寒，阳明胃寒是不能吃东西的。"小便不利，手足濈然汗出"，因为是阳明病，所以"手足濈然汗出"。"此欲作固瘕，必大便初硬后溏"，大便秘只要有手足濈然汗出，就说明大便已硬，但是大便硬既可是承气汤证（比如大承气汤证），也可是大黄附子汤证。"所以然者，以胃中冷，水谷不别故也"，胃中冷所以叫阳明中寒，导致大便初硬后溏。

这条用什么方治疗？后世有人指出用春泽汤。春泽汤是五苓散加人参、甘草，治疗阳明中寒的大便初硬后溏。为什么加甘草？加甘草就合了四君子汤，用桂枝温心阳而助胃火，阳土所生在君火，心下为心阳宣布其化之地也；茯苓的主要有效成分是茯苓酸，需要酸性水溶出，而甘草含甘草酸，可以帮助茯苓的有效成分——茯苓酸溶出。如果四君子汤里没有甘草，只有茯苓、人参、白术，煎出中药后，做现代医学研究，发现只有人参和白术的有效成分，没有茯苓的主要有效成分。所以，虽然脾虚的人用甘草容易中满生湿，但四君子汤还是用甘草，这是有原因的。

五苓散也有茯苓，为什么不用甘草？因为五苓散是散剂，不需要煎煮，可直接吃到胃里，通过胃酸的作用，溶出茯苓的有效成分，所以不需用甘草。五苓散是散剂，而春泽汤是汤剂，需要加甘草。阳明病表现为大便硬，"胃中冷，水谷不别"所以便溏，春泽汤可治疗大便初硬后溏的便秘。因为这个条文《伤寒论》中没有给出方，我们给大家一个思路，供大家参考。

《重订伤寒杂病论》425 条："得病二三日，脉弱，无太阳、柴胡证，烦躁，心下鞭；至四五日，虽能食，以小承气汤，少少与，微和之，令小安；至六日，与承气汤一升。若不大便六七日，小便少者，虽不受食（一云不大便），但初头鞭，后必溏，未定成鞭，攻之必溏；须小便利，屎定鞭，乃可攻之，宜大承气汤。"（251）

"心下鞭"，指大便在心下，而心下指横结肠。腹诊时如果摸着心下的位置硬，叩诊是一个实音，说明大便在横结肠。大便在横结肠，心下痞硬，就是痞证里的附子泻心汤证。"得病二三日，脉弱"，这里讲是一个弱脉，需要与附子泻心汤。"至四五日，虽能食，以小承气汤，少少与，微和之，令小安"，如至四五日，大便已进入降结肠，此时腹诊表现为降结肠局部肌紧张，或者叩诊是浊音。"以小承气汤，少少与，微和之"，因为阳虚故也，用少量的承气汤微和之，通其大便。阳虚可以用承气汤吗？在太阳病篇就讲了，先用承气汤后用四逆汤。可见，张仲景对阴阳的区分是有独特传承的。临床上，可经常看到阳虚的患者上火，口舌干燥、大便干，可与三黄片。谁说阳虚就不能用苦寒药？谁说阴虚就不能用辛温药？关键在于怎么去理解和配伍，还要区分痼疾与卒病。

"若不大便六七日，小便少者，虽不受食（一云不大便），但初头鞕，后必溏"，何以知之？小便少者，有寒湿而水谷不别也。前面已讲胃中有寒，水谷不别是因为有寒湿。因为有寒湿，所以小便少，水谷不别。寒中故不受食，攻之伤阳，大便必溏。"须小便利，屎定鞕，乃可攻之"，这是讲阳明寒中证必定小便利，燥屎成，乃可攻之。

《重订伤寒杂病论》426条："阳明病，下之，心中懊而烦，胃中有燥屎者，可攻。腹微满，初头鞕，后必溏，不可攻之。若有燥屎者，宜大承气汤。"（238）

阳明寒中，其证腹微满，初头鞕，后必溏，治法是不可攻之。这几条反复强调，因为是阳明中寒，不是阳明腑实证的热证，所以不能用大承气汤。"胃中有燥屎者"，这里的"胃"指的是胃家，阳明病开篇就讲了"阳明之为病，胃家实是也"，胃家包含胃与大肠。如学过西医就知道，胃里有食糜，是不可能形成燥屎的。

《重订伤寒杂病论》427条："若胃中虚冷，不能食者，饮水则哕。"（226）

阳明中寒，不能食，因为阳明中有寒，水谷不别，水湿停留，所以饮水则哕。阳明中寒的人，不喜欢吃生冷，不喜欢喝生水。

《重订伤寒杂病论》428条："伤寒大吐大下之，极虚，复极汗者，其人外气怫郁，复与之水，以发其汗，因得哕。所以然者，胃中寒冷故也。"（厥阴病篇·380）

与之水以发汗，因阳加于阴谓之汗，与水助汗。外感患者需多饮水，就是这个原因。得了外感后，恶寒发热，需要汗出而解，汗出而解又需要阳加于阴。阳是指我们的阳气，麻黄汤里的麻黄、桂枝可以助阳；阴是指我们的津液，所以感冒之后多喝水以助汗。但是一个内寒之人、一个阳明中寒之人，与水则哕，患者喝完水就不舒服，表现为哕逆。"所以然者，胃中寒冷故也"，这是讲机理。

《重订伤寒杂病论》429条："伤寒哕而腹满，视其前后，知何部不利，利之即愈。"（厥阴病篇·381）

如果是前部不利，温胃化饮；后部不利，通阳明腑气，腑气降则哕除。前部不利指的是小便少，需要温胃化饮以利尿。后部不利指的是大便先干后溏，需要通阳明腑气，腑气降则哕除。通阳明腑气之法，比如春泽汤之类。

《重订伤寒杂病论》430条："病人有寒，复发汗，胃中冷，必吐蛔。"（一作逆）（太阳病篇·89）

阳明中寒之人，胃中有寒，如果把他表现出的症状当作伤寒，发其汗，发汗之后"胃中冷，必吐蛔"。这种情况，在过去农村非常多见。小孩饮食不洁，感染蛔虫，感染蛔虫后又导致脾胃虚寒，出现阳明中寒，生长发育不良。如果这种小孩得了外感，服用麻黄汤等发汗药，就容易引起吐蛔。服用麻黄汤后的吐蛔，是因为本身有蛔虫在先。前面讲厚朴生姜半夏甘草人参汤时讲过，有的人用麻黄汤后会腹胀，因为麻黄抑制胃肠道的蠕动，导致腹压增高。也就是说，胃中寒冷、脾胃虚弱之人，服用麻黄汤之后容易导致腹压增高，此时如果是没有蛔虫的人，就表现为单纯的腹胀满；如果是有蛔虫的人，腹压增高容易引起蛔虫逆行，出现吐蛔。

二、半夏汤诸方

1. 大半夏汤证

《重订伤寒杂病论》431条："问曰：病人脉数，数为热，当消谷引食，而反吐者，何也？师曰：以发其汗，令阳微，膈气虚，脉乃数，数为客热，不能消谷，胃中虚冷故也。脉弦者，虚也。胃气无余，朝食暮吐，变为胃反。寒在于上，医反下之，今脉反弦，故名曰虚。"（金匮·呕吐哕下利病篇）

现在开始讲阳明中寒诸方，半夏汤诸方属于阳明中寒方。这条讲阳明中寒的机理，即阳明胃寒的机理。

《重订伤寒杂病论》432条："趺阳脉浮而涩，浮则为虚，涩则伤脾。脾伤则不磨，朝食暮吐，暮食朝吐，宿谷不化，名曰胃反。脉紧而涩，其病难治。"（金匮·呕吐哕下利病篇）

这条讲胃反的症状和病机。《伤寒论》的特点是病证症结合在一起讲，大家读《伤寒论》的条文就很有意思。

《重订伤寒杂病论》433条："胃反呕吐者，大半夏汤主之。"（《千金》云：治胃反不受食，食入即吐《外台》云：治呕，心下痞硬者）（金匮·呕吐哕下利病篇）

大半夏汤

半夏（二升，洗完用）　人参（三两）　白蜜（一升）

上三味，以水一斗二升，和蜜扬之二百四十遍，煮药取二升半，温服一升，余分再服。

大半夏汤证的病位在哪里？病位在幽门，治的是幽门梗阻。学过西医就知道，幽门梗阻的患者表现为朝食暮吐、暮食朝吐。张仲景的处方病位是非常清楚的，用现代医学的观点去理解很容易。胃上口名贲门，胃下口名幽门，幽门梗阻导致朝食暮吐、暮食朝吐。

胃中停食者，与大半夏汤；胃中停饮者，与茯苓甘草汤。如果表现为胃反的人，寒者与大半夏汤，饮者与茯苓泽泻汤。上面已讲"胃反，吐而渴，欲饮水者，茯苓泽泻汤主之"。《重订伤寒杂病论》433条讲的是幽门梗阻，食物不能通过胃下口入肠，就不能被吸收，症状表现为朝食暮吐、暮食朝吐。幽门梗阻的呕吐是有时间间隔的，如果食入即吐是食道梗阻，不是幽门梗阻。

　　固形之食不能下行，可给流质饮食，甚至给含糖的食品。白蜜富含糖分，因为补糖，所以能够补胃气，能够提气。饿了之后心虚汗出，而白蜜是一个补糖的药物。蜜质黏稠，黏稠之质可帮助药物下行。只要消化系统有梗阻，食物下行就有困难，就可用白蜜。大半夏汤用半夏、人参、白蜜来缓解梗阻。这种梗阻的人食物不能入肠，吸收就不好，处于糖代谢的低糖水平，所以需要蜂蜜补充糖分。人体物质代谢的最大物质基础是糖、脂肪、蛋白质都要与糖代谢形成关键的核心环节，所以糖代谢低时需要补充糖分。为什么不用白糖、黄糖，而用蜂蜜补充糖分呢？因为有食物梗阻，蜂蜜有助于食物的下行。由此可见，大半夏汤的配伍用半夏、人参、白蜜，是很有讲究的。煎煮法中讲"和蜜扬之二百四十遍"，熬丸药的人都知道，蜂蜜扬了以后，性状有所改变，但是为什么要扬二百四十遍、而不是扬二百三十遍，这里不深入考究。

　　张仲景有个主客学说，比如《重订伤寒杂病论》140条："病人脉数，数为热，当消谷引食，而反吐者，此以发汗，令阳气微，膈气虚，脉乃数也。数为客热，不能消谷，以胃中虚冷，故吐也。"这条讲本身主不足而客有余，所以明明是数脉，但不想吃东西。再比如"脉弦者，虚也。胃气无余，朝食暮吐，变为胃反。寒在于上，医反下之，今脉反弦，故名曰虚"，这条也讲到了主客学说。"趺阳脉浮而涩，浮则为虚，涩则伤脾。脾伤则不磨，朝食暮吐，暮食朝吐，宿谷不化，名曰胃反。脉紧而涩，其病难治。"为什么涩脉难治？涩脉是血容量不足，因为胃反，朝食暮吐，暮食朝吐，食物不能被有效吸收，导致血容量不足，所以出现涩脉。一方面是血容量不足，另一方面是代谢消耗，合成代谢不够。因为食物不能吸收，所以用半夏、人参、白蜜构成大半夏汤。其中半夏和降胃气，人参补脾胃。因为食物不能被有效吸收，出现气虚的症状，所以用人参。再加白蜜既补糖，又促进食物通过梗阻的部位。

2. 半夏干姜散证

《重订伤寒杂病论》434 条："干呕吐逆，吐涎沫，半夏干姜散主之。"（金匮·呕吐哕下利病篇）

半夏干姜散

半夏 干姜（各等分）

上二味，杵为散，取方寸匕，浆水一升半，煎取七合，顿服之。

"干呕，吐涎沫"，胃寒故也。《重订伤寒杂病论》325 条："伤寒，医以丸药大下之，身热不去；微烦者，栀子干姜汤主之"。《重订伤寒杂病论》326 条："凡用栀子汤，病人旧微溏者，不可与服之。"这两条讲的是寒热错杂证。如果纯寒证，用半夏干姜散，患者表现为胃寒吐涎沫；栀子干姜汤治的是寒热错杂证，患者表现为"旧微溏"，即大便稀溏。干姜是个抑制分泌的中药，服用过量后会口干舌燥，使肠道的液体过分吸收，容易形成便秘。理中汤之所以能治霍乱，也是因为方中的干姜能够抑制腺体分泌。半夏也是抑制腺体分泌的药物，所以小柴胡汤证渴者去半夏。

"凡用栀子汤，病患旧微溏者，不可与服之。""旧微溏"是指素体脾虚有寒，这是痼疾。热是指新感，是卒病。卒病热，表现为烦躁，用栀子；痼疾寒，表现为便溏，用干姜，两者合就是用栀子干姜汤。可见，张仲景的处方思路非常简明。

3. 干姜人参半夏丸证

《重订伤寒杂病论》435 条："妊娠，呕吐不止，干姜人参半夏丸主之。"（金匮·妇人妊娠病篇）

干姜人参半夏丸

干姜 人参（各一两） 半夏（二两）

上三味，末之，以生姜汁糊为丸，如梧子大，饮服十丸，日三服。

干姜人参半夏丸用干姜、人参、半夏，是半夏泻心汤去寒用温。

如把半夏泻心汤按寒温药分为两半，用生姜汁糊为丸，就成了干姜人参半夏丸。妊娠用半夏会不会堕胎？半夏可影响着床，服用半夏容易导致无法怀孕，卵子受精以后不能在子宫成功着床，也就是说半夏是作用于妊娠的早期。中医说"有故无殒"，如果表现为妊娠恶阻，用半夏没有关系，很多有妊娠恶阻的人用半夏没有堕胎。大家要清楚半夏的特点，发生作用的时间和部位。如果患者想要孩子，同房那几天是不能用半夏的，否则会导致怀不上孕。

4. 小半夏汤证

《重订伤寒杂病论》436 条："呕家本渴，渴者为欲解，今反不渴，心下有支饮故也，小半夏汤主之。"（《千金》云：小半夏加茯苓）（金匮·痰饮咳嗽病篇）

小半夏汤

半夏（一升）　生姜（半斤）

上二味，以水七升，煮取一升半，分温再服。

呕多伤津液，故呕家本渴，渴者饮去，故渴者为欲解。饮家不渴者与生姜。比如《重订伤寒杂病论》414 条："伤寒，汗出而渴者，五苓散主之；不渴者，茯苓甘草汤主之。"小半夏汤治的呕，患者不渴，所以用半夏、生姜止呕。干姜、生姜、半夏、吴茱萸都是中医抑制腺体分泌的药物。

仲景书中讲，小半夏汤中生姜用半斤。记住，小半夏汤中生姜的用量要大，如想快速止吐，生姜要用 30g。有的北方人不吃姜，使用生姜时要注意一下。在南方时，我们没有发现这个问题，因为南方人都吃姜。以前在四川用这方子很顺手，来到北方后方中如有生姜，有的患者说："受不了，辣得很"，不愿意吃药。我来到北方后的新感受。这种患者吃了也没有什么不舒服，就是受不了生姜的味道。临床上要注意各种情况。

《重订伤寒杂病论》437 条："诸呕吐，谷不得下者，小半夏汤

主之。"（金匮·呕吐哕下利病篇）

5. 小半夏加茯苓汤证

《重订伤寒杂病论》438 条："卒呕吐，心下痞，膈间有水，眩悸者，小半夏加茯苓汤主之。"（金匮·痰饮咳嗽病篇）

小半夏加茯苓汤

半夏（一升）　　生姜（半斤）　　茯苓（三两，一法四两）

上三味，以水七升，煮取一升五合，分温再服。

心下痞而呕吐者，膈间有水，水停于胃，呕而眩悸，小半夏加茯苓汤主之。下利者，茯苓甘草汤。比如《重订伤寒杂病论》413 条："伤寒厥而心下悸，宜先治水，当服茯苓甘草汤，却治其厥。不尔，水渍入胃，必作利也。"这条用的就是茯苓甘草汤，如果表现为呕吐，用小半夏加茯苓汤。因为吐，所以用半夏和胃降逆；如果表现为腹泻，用茯苓甘草汤（茯苓、桂枝、生姜、甘草）。两方的特点都是用生姜、茯苓等温胃化饮的药物。

如果表现为呕吐，就容易出现眩悸。眩是头晕，悸是心悸。从胃、心、头表现出的症状来看，在胃表现为呕吐、心下痞，在心表现为悸，在头表现为眩，这些症状就是典型的饮气上攻。病位在心下，就是胃。胃中有停饮，病位在胃，表现为心下痞。上侵犯于胸就悸，再上逆表现为呕吐，再往上表现为头晕，这是典型的饮邪上攻证，用小半夏加茯苓汤。饮邪停在胃中，表现为心下痞，因为上攻的是饮邪，所以用半夏来化饮。

《温病条辨》云："两太阴暑温，咳而且嗽，咳声重浊，痰多不甚渴，渴不多饮者，小半夏加茯苓汤再加厚朴，杏仁主之。""两太阴"指太阴肺、太阴脾。患者咳嗽，咳声重浊、痰多不渴。或者渴不多饮者，用小半夏加茯苓汤温胃化饮，再加厚朴、杏仁。加厚朴、杏仁，是用的桂枝加厚朴杏仁汤的办法。《温病条辨》的方，温胃化饮用半夏、生姜、茯苓，再加厚朴、杏仁来治痰湿咳嗽。

《重订伤寒杂病论》439 条：“先渴后呕，为水停心下，此属饮家，小半夏加茯苓汤主之。”（金匮·痰饮咳嗽病篇）

这一条辨渴与不渴。“先渴后呕，为水停心下”，“水停心下”有什么表现呢？表现为《重订伤寒杂病论》735 条讲的“水在心，心下坚筑，短气，恶水不欲饮。”“心下坚筑”是指胃，上腹部胃部胀满。“短气”，是有微饮，有饮的人会短气。“恶水不欲饮”，因为上腹部胀满，里面有水，就不喜欢喝水。如果饮家表现为呕吐，用小半夏加茯苓汤；如果表现为腹泻，用茯苓甘草汤。

《重订伤寒杂病论》436 条：“呕家本渴，渴者为欲解，今反不渴，心下有支饮故也，小半夏汤主之。”《重订伤寒杂病论》436、439 这两条辨渴与不渴，如果饮家渴者，“呕家本渴”用小半夏加茯苓汤；“今反不渴”，去茯苓，用小半夏汤。

6. 生姜半夏汤证

《重订伤寒杂病论》440 条：“病人胸中似喘不喘，似呕不呕，似哕不哕，彻心中愦愦然无奈者，生姜半夏汤主之。”（金匮·呕吐哕下利病篇）

生姜半夏汤

半夏（半斤） 生姜汁（一升）

上二味，以水三升，煮半夏取二升，纳生姜汁，煮取一升半，小冷分四服，日三夜一服。止，停后服。

这条讲的是胃络通于心，治的是阳明神志病。小半夏汤治的是阳明气化病，生姜半夏汤是小半夏汤重用姜汁，治的是阳明神志病。抑郁症表现为“似喘不喘，似呕不呕，似哕不哕，彻心中愦愦然无奈者”——烦躁，这是指抑郁症的寒中，用生姜半夏汤。抑郁症的热中，用栀子豉汤。《重订伤寒杂病论》318 条：“发汗吐下后，虚烦不得眠，若剧者，必反复颠倒，心中懊侬，栀子豉汤主之。”大家看，阳明病的神志病表现为抑郁症，热中者“反复颠倒，心中懊恢"，用栀子豉汤；寒中者，"彻心中愦愦然无奈"，用生姜半夏汤，两方都可治疗抑郁症的烦躁症状。

生姜半夏汤与小半夏汤的区别是生姜半夏汤重用生姜，用生姜汁一升，半夏半斤；小半夏汤用半夏一升，生姜半斤，两方的剂量不同。生姜半夏汤是先煮半夏，"以水三升，煮半夏取二升"，再纳生姜汁一升，合为三升，稍微煮一下，煮成一升半，就是浓缩掉1/2。小冷，分四服，日三夜一。可见，用生姜半夏汤治疗抑郁症的服用方法是一天服4次。

7. 半夏厚朴汤证

《重订伤寒杂病论》441 条："妇人咽中如有炙脔，半夏厚朴汤主之。"（《千金》作胸满，心下坚，咽中帖帖，如有炙肉，吐之不出，吞之不下）（金匮·妇人杂病篇）

半夏厚朴汤

半夏（一升）　　厚朴（三两）　　茯苓（四两）　　生姜（五两）
干苏叶（二两）

上五味，以水七升，煮取四升，分温四服，日三夜一服。

这条指的是阳明寒湿神志病——梅核气方。其实不光梅核气，胃食管反流病寒中者，也多见此证。这种患者常常表现为咽部淡红色，伴有滤泡。半夏厚朴汤是小半夏加茯苓汤再加厚朴、苏叶，方中的生姜要重用。

一定要记住，半夏厚朴汤的服用方法是一天服4次，日三夜一服。半夏厚朴汤与生姜半夏汤的服用方法一样。这种服用方法，可以理解为：因为寒中，为了减轻抑郁症的症状，需要夜间服一次；如果是食物反流，这种服用方法又能减轻食物反流。

关于半夏厚朴汤，有以下几点需要注意：第一，半夏厚朴汤是由小半夏加茯苓汤再加厚朴、苏叶组成；第二，方中的生姜要重用，因为由小半夏加茯苓汤变化而来，原本生姜就是重用的；第三，服用方法是日三夜一服，以防止夜间食物反流，或者减轻抑郁症的症状。半夏厚朴汤中生姜用到五两，没有小半夏加茯苓汤的生姜剂量大，但仍然是重用的。半夏厚朴汤的煎煮方法是七升煮取四升，是久煎的。

《温病条辨》："燥伤本脏，头微痛，恶寒，咳嗽稀痰，鼻塞，嗌塞，脉弦，无汗，杏苏散主之。本脏者，肺胃也。""经有嗌塞而咳之明文"，这是《黄帝内经》的条文。"故上焦之病自此始。杏苏散方：苏叶、半夏、茯苓、甘草、生姜、前胡、苦桔梗、枳壳、大枣（去核）、橘皮、杏仁。加减法：无汗，脉弦甚或紧，加羌活，微透汗。汗后咳不止，去苏叶、羌活，加苏梗。兼泄泻腹满者，加苍术、厚朴。头痛兼眉棱骨痛者，加白芷。热甚加黄芩，泄泻腹满者不用。"杏苏散这个处方，用苏叶、半夏、茯苓、甘草、生姜，与半夏厚朴汤是相同的，但是去了厚朴。加桔梗、枳壳（桔梗、枳壳、茯苓是治疗外感的经典配伍），再加前胡、陈皮、杏仁止咳化痰，这就构成了《温病条辨》治疗凉燥的杏苏散。

8. 半夏麻黄丸证

《重订伤寒杂病论》442 条："心下悸者，半夏麻黄丸主之。"（金匮·惊悸吐衄下血胸满瘀血病篇）

半夏麻黄丸

半夏　麻黄等分

上二味，末之，炼蜜和丸小豆大。饮服三丸，日三服。

胃络通心，心悸之因于胃胀者，半夏麻黄丸主之。胃虚寒湿，故多形体肥胖而心动多迟缓，适合用半夏麻黄丸。

麻黄含有肾上腺素，能够增强心率，治疗缓慢性心律失常。这种人形体肥胖，心动迟缓（心率慢），常常表现为胃有寒湿，痰湿停留身体就肥胖，有寒心动就迟缓。我们治疗缓慢性心律失常要用麻黄来提高心率；胃有寒湿，表现为腹胀满、形体肥胖，要用半夏温胃化痰湿，所以可用半夏麻黄丸来治疗缓慢性心律失常。

三、橘皮汤诸方

1. 橘皮汤证

《重订伤寒杂病论》443 条："干呕，哕，若手足厥者，橘皮汤主之。"（金匮·呕吐哕下利病篇）

橘皮汤

橘皮（四两）　生姜（半斤）

上二味，以水七升，煮取三升，温服一升，下咽即愈。

阳明寒湿，呕者，与小半夏汤，以半夏配生姜；哕者，与橘皮汤，以橘皮配生姜。哕是指嗳气。其实很简单，如果阳明寒湿表现为呕吐的，用小半夏汤，用半夏配生姜；如果表现为嗳气的，用橘皮汤，用橘皮配生姜。两方都用生姜半斤，一个用半夏一升，一个用陈皮四两；一个治证表现为呕，一个治证表现为哕。

2. 橘皮枳实生姜汤证

《重订伤寒杂病论》444 条："胸痹，胸中气塞、短气，茯苓杏仁甘草汤主之。橘枳姜汤亦主之。"（金匮·胸痹心痛短气病篇）

茯苓杏仁甘草汤

茯苓（三两）　杏仁（五十个）　甘草（一两）

上三味，以水一斗，煮取五升，温服一升，日三服，不瘥更服。

橘枳姜汤

橘皮（一斤）　枳实（三两）　生姜（半斤）

上三味，以水五升，煮取二升，分温再服。

（《肘后》、《千金》云：治胸痹，胸中愊愊如满，噎塞习习如痒，喉中涩燥唾沫）

短气有微饮，这里的短气不是指气虚。短气有两个原因：第一是因为气虚，气虚的人短气、拔气；第二是因为有微饮。短气还要与叹息相区别，经常有人一会儿叹气那不是气虚，而是抑郁症，善太息是抑郁症的一个表现。这条讲的是短气有微饮，此非气虚，茯苓杏仁甘草汤主之。方中用茯苓配甘草，利尿化饮；因为胸痹，胸中气塞，病在上焦，所以用杏仁宣肺中之气。

如果胸痹不是有饮，只是有气滞的，用橘皮枳实生姜汤，就是橘皮汤重用橘皮，再加枳实。这个方治的是胸痹表现为气滞，重用陈皮一斤，与小半夏汤用半夏的剂量一样，再加枳实。小半夏汤用半夏配生姜，半夏侧重于温胃化饮，如果饮邪重，可以加茯苓；而橘皮汤用陈皮配生姜，侧重于温胃理气，气逆故加枳实。所以小半夏汤治饮邪重的人，加茯苓；橘皮汤治气滞重的人，加枳实。这一条就能区别，胸痹如是因停饮、饮邪所致，用茯苓甘草化饮、杏仁理气；如是因气滞所致，用陈皮、生姜理气，枳实降气。

"《肘后》《千金》云：治胸痹，胸中愊愊如满，噎塞习习如痒，喉中涩燥唾沫。"这是《肘后》《千金》对橘皮枳实生姜汤的一个补充条文。

3. 橘皮竹茹汤证

《重订伤寒杂病论》445 条："哕逆者，橘皮竹茹汤主之。"（金匮·呕吐哕下利病篇）

橘皮竹茹汤

橘皮（二斤）　竹茹（二升）　大枣（三十枚）　生姜（半斤）

甘草（五两）　人参（一两）

上六味，以水一斗，煮取三升，温服一升，日三服。

橘皮竹茹汤与橘皮汤相比，比橘皮汤的机理多了脾虚。橘皮竹茹汤用橘皮、竹茹平胃。因为嗳气，所以在陈皮的基础上加竹茹来平胃，又用参姜枣草健脾。实际上就是橘皮汤加竹茹帮助橘皮平胃，加参枣草帮助生姜健脾。

橘皮竹茹汤中的橘皮重用，重用到二斤。这个方是橘皮独重，可以用到 60g，如果直接换算过来，甚至比 60g 还要重。当用橘（陈）皮理气降逆的时候，可以用到很大的量的，可以开到 30~60g。但是要注意，储存中药要注意质量的问题，陈皮不能霉变，因为陈皮霉变的时候，含有致癌的霉菌，对人体健康是不利的。正常情况下，我们橘皮的用量是很重的。竹茹用多少？二升。我们竹茹也经常开到 30g。大家一定要掌握橘皮竹茹汤的剂量，陈皮二斤、竹茹二升、大枣三十枚，生姜半斤、甘草五两、人参一两。

《温病条辨》："阳明湿温，气壅为哕者，新制橘皮竹茹汤主之。按《金匮要略》橘皮竹茹汤，乃胃虚受邪之治，今治湿热壅遏胃气致哕，不宜用参甘峻补，故改用柿蒂。新制橘皮竹茹汤与《金匮要略》橘皮竹茹汤相比，去了人参、大枣、甘草，把生姜变为姜汁，并加柿蒂。这是治疗温病的思路，温病出现的哕逆，是因为湿热壅实而哕逆，不宜用人参、生姜、甘草、大枣去峻补，所以新制橘皮竹茹汤去人参、大枣、甘草，加柿蒂、姜汁开胃关。新制橘皮竹茹汤中橘皮、竹茹的剂量小。如果明显是一个单纯寒湿的患者，橘皮、竹茹可以重用。新制橘皮竹茹汤方中竹茹用三钱，我的经验是竹茹可开到 30g 以上；方中橘皮也是三钱，我的经验是橘皮可开到 30~60g。《金匮要略》橘皮竹茹汤法中橘皮、竹茹的用量还更重。

第十八章　消化道肿瘤

第一节　消化道肿瘤概论

消化系统肿瘤最多见，可是我们中医治疗消化系统肿瘤被西医大夫诟病最多。主要是我们把很多消化系统肿瘤当成功能性疾病来治，导致一部分人被中医误诊。实际上中医对功能性疾病、器质性疾病和神志性疾病是有区分的。《伤寒杂病论》对于每一个病都分了形气神三个部分。讲"气"的内容主要是在《伤寒杂病论》，讲"形"和"神"的内容主要在《金匮要略》。大家把这个问题思考清楚了，再去读《伤寒杂病论》就简单了。例如《伤寒杂病论》有两个处方真武汤和瓜蒌瞿麦丸。从条文来看真武汤证和瓜蒌瞿麦丸证没有区别：真武汤治小便不利，瓜蒌瞿麦丸也治小便不利，阳虚夹饮的人就小便不利；真武汤证有口渴，瓜蒌瞿麦丸证也有口渴。有停饮的人就口渴，少阴病就口渴；真武汤证有怕冷，瓜蒌瞿麦丸证也有怕冷，肾阳虚都用附片。从证的角度上去讲这两个处方没有办法区别。瓜蒌瞿麦丸有天花粉，是用来养阴吗？不见得是养阴。

张仲景用天花粉有三种情况：①天花粉养阴；②天花粉保肝，少阳病用天花粉，天花粉能够保肝、降低转氨酶；③天花粉利尿，《金匮要略》里牡蛎泽泻散用天花粉，治腰以下肿。实际上瓜蒌瞿麦丸证没有阴虚，不是我们想象的阴阳两虚还夹饮，其实是一个阳虚夹饮，它与真武汤的区别是：瓜蒌瞿麦丸治形质病，真武汤调气化。治疗癌症用瓜蒌瞿麦丸，治疗功能性疾病用真武汤（例如心衰）。

再举个例子，太阳病发汗以后脉促，就是快速性心律失常。桂枝去芍药汤，治疗的是外感引起的病毒性心肌炎。"伤寒脉结代，心动悸，炙甘草汤主之"，说的是慢性心脏疾病的人，发生外感用炙甘草汤。桂枝去芍药汤处在气化阶段，刚刚发生心肌炎，如果已是一个慢性心脏疾病得了外感用炙甘草汤，这说明炙甘草汤是一个复形质的处方。所以一定要把形气神区别开。实际上《伤寒杂病论》每一个病都讲了，治形用哪个方，治气用哪个方，治神用哪个方。比如说，"急温之，四逆汤"，温过之后，用八味肾气丸（《金匮要略·虚劳病篇》）。再比如说太少两感证，患者容易慢性感冒，阳虚感冒用麻黄附子细辛汤或者麻黄附子甘草汤。感冒好了以后要用薯蓣丸去复形质。一旦把形气神区分开，诊断就会很准确。

一、食管癌

先说食管癌。"伤寒表不解，心下有水气，干呕发热而咳，或渴，或利，或噎，或小便不利，少腹满，或喘者，小青龙汤主之。"它有个或然证："或噎"，小青龙汤证伴有噎嗝去麻黄加附子，这就是我们治疗食管癌的一个主方，叫作小青龙去麻黄加附子汤；如果这个患者心中烦闷，加石膏，就是小青龙加石膏汤。小青龙汤治有"饮"的食管癌，食管癌的特点就是患者吞咽梗阻，吐出来都是黏液，这就是我们中医讲的痰饮。有人说《伤寒杂病论》没写肿瘤，其实写了很多治疗肿瘤的方法，都埋在里头，需要抓出来。

当然，治疗食管癌不完全用小青龙汤，还有其他的情况。一个食管癌患者，肺转移，纵隔多发结节，2011年就拒绝西医治疗，这个患者就没有用小青龙汤，用甘露消毒丹治疗，肺部浸润灶在缩小，一直到今天，他的病情都很稳定。

二、胃癌

胃癌用中医治疗是有效的，生存期最长。我们早期的一组胃癌病例，用温阳方法治疗，患者生存期少于12个月。因为我们当时对温阳药认识不深刻，后来我们专门去研究，发现附片促进肿瘤生长。但是，我们现在还是利用附片来治胃癌。为什么？用附片配天南星、瓜蒌这些药以后，不仅没有促进肿瘤生长，反而能增强瓜蒌、天南星的疗效。《金匮要略》讲"病痰饮者，当以温药和之"，机理就在这里。这些药物的使用不光有剂量还有比例，连最佳的配伍比例都可以找出来。所以我们用复方三生饮，不仅有生乌头、生附片，还有生南星、生半夏，这是我们治疗胃癌的方法。

我们根据方程式去算胃癌患者的生存期，都能算出来。因为我们的诊疗是客观化的，所以我们的患者基本上能判断出预后。现在我们找到了很多中药的分子靶点，开出去的中药就像一幅基因图。一个胃癌纵隔淋巴瘤转移患者，2009 年化疗失败，2011 年开始单独用中药治疗，现在他还活着。我们观察很多西医治疗的四期胃癌，生存期全部没有超过 18 个月，我们治疗过的这个患者，到现在还活着。肿瘤的机理非常复杂，其实治疗也很复杂。5 月份总结的一个病案，方子就是逍遥散合上四君子汤。他有疼痛，"急则温之"就先用点附片"温"，实际上是四逆散加附片的思路。这里还用了很多破气的药物，比如牵牛子、五灵脂，来破附片和党参促进肿瘤生长的作用。"病痰饮者，当以温药和之"，附片能够增强天南星和半夏化痰的作用，阳虚用干姜。但是"痞坚之下，必有伏阳"，肿瘤的病人都有"火"，阳虚有火，用白花蛇舌草、半枝莲之类药物去破附片和干姜的"温"。用鸡内金是取类比象，因为患者是胃癌，所以用鸡内金，以"胃"来治胃，同时，鸡内金还有固精、活血的作用，同时增强温阳药的补肾作用，其中还包括人参、五灵脂配伍。用药方面，我们经常用"十八反""十九畏"。人参有可能促进肿瘤生长，因为阳化气，温补药物都可促进人体代谢，肿瘤也是一个生命，也可以促进肿瘤代谢。既要补气，又不能促进肿瘤生长，怎么办？用五灵脂配伍人参，大体上是这些思路。这个胃癌，CEA 大于 1000，但治疗了很短时间就降到大约 300，现在还在继续服药，CEA 在继续降。

　　还有一个萎缩性胃炎，肠上皮化生，重度非典型增生，发展成原位癌的患者，同时伴有肠息肉。患者大概服用 3 个月中药，肿瘤完全消失了。这个患者有糖尿病，又是位老年人，他肾气虚，六经辨病位，先把病位定在少阴经。肾主生长、发育、生殖，肾气控制我们的 DNA，肾虚的人基因不稳定，容易引起细胞癌变，所以用六味地黄丸防止胃的癌前病变。

　　当然肿瘤有虚有实，虚是脾虚，实是瘤实，要用药攻其有余，防止这些补虚药促进肿瘤生长。因为土化生太过才长胃癌，用木来克土，柴芍入肝杀土之气，防止土生化太过长肿瘤。"痞坚之下，必有伏阳"，这个人阳虚重，没有见到典型寒象，用半枝莲杀他的伏阳。黄芪配伍莪术，用莪术破黄芪的"补"，这是张锡纯的办法。补气药促进肿瘤生长，清热药抑制细胞生长。清热药物越吃全身状况越差，大量用清热药会导致病人代谢低，精神萎靡。党参促进细胞生长，补虚不可助邪，所以用半枝莲拮抗党参，不拮抗的话，肿瘤会越治越大。我们有一位卵巢癌患者，4~5cm 的肿瘤，我们用这种办法控制了好几年，最后患者挂不上号，找其他大夫看，给开了八珍汤。3 个月后肿瘤就长到十几厘米，患者很快就去世了。

　　所以说不是不补，补的时候一定要注意杀升生之气。在补肾的时候要泄相火，把肾封藏起来。肾水生木，升生之气引动相火之后，就促进肿瘤的生长。所以补的同时要补而固，不使气血奔腾。如果气血奔腾就会促进肿瘤生长。肾虚水不生木，木不克土，土化生太过就成瘤，所以滋水助木杀土。看病要讲五行立极和五行化生，如果掌握这套规律，治疗好多肿瘤不能说都能治好，但是都会有效。

　　附子与土贝母配伍研究发现：单用附子促进肿瘤生长，土贝母抑制肿瘤生长，把附子配土贝母就会强烈地抑制肿瘤生长，而且还抗转移。痰性流走，转移与痰有关系，但痰是阴邪，非温不化，我们要用温药化之。但温药有个问题，"阴静而阳燥"，用了温药肿瘤细胞会转移，所以附子与土贝母配伍抗转移，中医的思想通过很巧妙的配伍体现了出来。

三、结直肠癌

曾经有一个结直肠癌多发肝转移的患者，因为他病灶很多，我们治疗主要针对两个病灶，其他病灶都没治，中医治疗一个月后，所有病灶都缩小了。

国际上很有名的一个研究，用黄芩汤能够减轻伊立替康化疗药物的肠道毒性反应。《伤寒论》原文："太阳与少阳合病，自下利者，与黄芩汤，若呕者，黄芩加半夏生姜汤主之。"研究发现黄芩汤能强烈抑制化疗药物的肠道毒性反应，促进肠道的恢复。

舌诊可以诊断肠道肿瘤的转移，如果唇系带龈交穴有个疙瘩，在排开痔疮、肛门疾病的情况下，肿瘤已经转移了。如果结直肠癌术后出现这个疙瘩，说明结直肠癌复发了。如果没有痔疮、肛门疾病，发现患者有这个疙瘩，这个人得结直肠癌了。我们用中医的舌诊、望诊研究了好多例。

血清学指标可以诊断肝转移，结合 LDH 和 CEA 的检查结果就可以提前判断癌转移。LDH 和 GGT 是反映肝脏占位的指标，CEA 是反映肿瘤指标的。把这些指标合起来能够早期发现肝转移，所以我们看化验单就可以判断出患者是不是转移了。

中医理论认为，舌边属肝胆，如果舌缘一边或两边肿大，突出部分没有舌苔覆盖，在除外良性肝病的情况下，说明肝脏有肿大。一位感冒患者，表现为脉弦，手心潮。手心潮用桂枝，脉弦用柴胡，柴胡配桂枝就是柴胡桂枝汤。看到患者舌边肿胀，就要判断这可能是肝癌或肝硬化的患者。如果你把感冒给他治好，却把肝癌、肝硬化漏诊，他以后会死的。这就是为什么我们要讲形气神的原因。

然后看我们中医化疗与西医化疗有什么区别？中医化疗水平比西医差，无法与西医比，但是西医治不了的病我们能治。比如说化疗药卡培他滨，主要针对增殖细胞。细胞活化大量增殖，用这个化疗药才有效。我用人参这类药把细胞推到第四期，然后再给化疗药，治疗效果就比西医单纯用化疗药好。虽然我们的专业性不比西医强，但是我们有自己的特色。所以患者愿意在我们这里做化疗。有的患者在西医那里化疗出现耐药，也来我们这里进行化疗。

四、肝癌

例如肝部主叶病灶的肝转移癌，用当归芍药散合抵当汤先治标，再用乌梅丸去治本。为了防止肿瘤生长，乌梅丸里配伍白头翁、僵蚕等复形质的药，转出少阳用芍药汤。我们的处方在不断变化，经过我们的治疗肝转移癌消失。

肝癌的治疗我们做了好多研究。大家知道柴胡桂枝干姜汤怎么辨证吗？按方证学说辨证，找"胸胁满微结，小便不利"，找"渴而不呕"，实际上我们不这么找。我们辨柴胡桂枝干姜汤证比较简单，脉是右关无力左关有力，伴有舌淡，就是柴胡桂枝干姜汤证。乌梅丸是厥阴寒化证，乌梅丸证左关脉无力。柴胡桂枝干姜汤证，左关弦而有力，脾虚导致右关无力，左右两个脉一对比就是柴胡桂枝干姜汤。柴胡桂枝干姜汤和少阳夹湿的甘露消毒丹以及鳖甲煎丸，我们都用来治疗肝癌。

大家注意肝癌的生存期与肿瘤的生长方式有关，膨胀性肝癌生长周期长，弥漫性肝癌生长周期短。肝癌特殊的生长方式与其他肿瘤不一样，癌症一般都是浸润性生长，只有肝癌可以表现为膨胀性生长，而膨胀性肝癌本来生存期就长，有可能不吃中药，也可以活两年。

厥阴转出少阳用鳖甲煎丸，鳖甲煎丸处方大；还有大黄䗪虫丸，也是转出少阳。

我们用中医思想指导西医用药。比如一个肺癌转移和一个肝转移，我们发现卡培他滨对治疗肝转移效果好，诺维本对肺转移效果好，我们运用中医归经思想指导对西药化疗药的应用。为什么卡培他滨对肝转移好？因为卡培他滨在肝脏活化；为什么诺维本对乳腺癌的肺转移效果好？因为诺维本在肺的浓度最高。这就是中医归经的思想。按照西医的说法治疗乳腺癌的肝转移和肺转移，诺维本和卡培他滨是随便选的，但是我们发现不能随便选。我们把研究结果发表在西医杂志上，也被国外认可。大柴胡汤用芍药和去人参是有深度机理的，人参用不好会促进炎症和肿瘤。为什么加大剂量芍药？因为大剂量芍药对胰腺和肝胆有特殊的治疗作用，芍药很平和，但是抗肿瘤很有效。柴胡加龙骨牡蛎汤，可以用来治疗胰腺肿瘤。它的配伍有茯苓，茯苓的有效成分茯苓酸必须在酸性的环境下才能溶出。甘草里含有甘草酸，所以常和甘草配伍。但是柴胡加龙骨牡蛎汤里有大黄，大黄里含有大黄酸，就可以把溶液 pH 调节成酸性的，就用大黄取代甘草作用。所以柴胡加龙骨牡蛎汤没有甘草，这样就很好理解张仲景的经方了。张仲景的处方小，不用重复作用的药。

我们研究发现芍药可以把细胞阻在 G0G1 期，实际上芍药可以抑制肿瘤生长。肿瘤生长主要通过 HER2 这条通路，特罗凯阻断 HER2 的生长通路。还有一个通路叫 HER3 通路，这条通路平时不开放的，可是西药一旦把 HER2 通路阻断之后，HER3 通路就开放了。恰恰芍药就可以阻断 HER3 通路。所以芍药单用治疗肿瘤效果并不好，但是它可以强力增强特罗凯、易瑞沙的疗效。

刚开始我们看肺癌患者用特罗凯、易瑞沙存活四五年，觉得就是药物效果，但是后来觉得也不对，服用特罗凯、易瑞沙生存期短的也很多，最后经过我们研究发现是芍药发挥作用，小青龙汤里就有芍药。后来为什么我们想到是芍药，吃特罗凯后起皮疹，芍药就治皮疹，所以小青龙汤中桂枝配芍药，桂枝作用就像特罗凯，和芍药配起来。美国周教授发现十几个 HER2 的抗体，他告诉我没有一个抗体作用比芍药强，中药还是很厉害的，这是我们对芍药的研究。

第二节　消化道肿瘤各论

一、结直肠癌

对一例结直肠癌肺转移患者的治疗方法如下：

第一组药物：肿瘤压迫导致呼吸困难，伴有咳血，治疗处方基本是黄芩汤去大枣（黄芩、芍药、甘草）加味。为什么用黄芩汤呢？因为咳血，肝主藏血，木火刑金，肝不藏血，导致咳血。为什么去大枣呢？我们在黄芩汤基础上加了茯苓、白术，这就是桂枝去桂加茯苓白术汤（芍药、白术、茯苓、生姜、甘草）。黄芩汤加茯苓、白术起什么作用？见肝之病，知肝传脾，当先实脾，治其木来克土，所以加白术、茯苓、生姜、商陆、薏苡仁。薏苡仁除湿又健脾，商陆利水、软坚还能补气，民间把它当人参吃，叫作土人参。商陆在这里取代人参，攻补皆施。其实相当于人参、白术、茯苓、薏苡仁（参苓白术散）。三七能够补气、养血、活血、止血，三七含有三七皂苷，小剂量三七补气止血，大剂量三七能够活血。没有用大枣，用了 2g 三七，还加有猫爪草，三七和猫爪草针对肿瘤一个在气分，一个在血分，这就是对黄芩汤的化裁。

第二组药物：木火刑金就是因为肝火太旺，我们需要清金制木，加浙贝和石上柏。为什么选浙贝？因为浙贝不光能够清肺，而且能够清肝，所以化肝煎（青皮、陈皮、芍药、丹皮、栀子、泽泻、浙贝）就用它，因此用浙贝来清金制木，石上柏清金（因为是肺癌）。

第三组药物：为增强黄芩汤清肝作用，用了僵蚕和龙葵。僵蚕能够清肝息风，同时又可以治疗肿瘤。龙葵又叫止血草，能够清肝止血，这都是专门选择清肝药治疗肠道肿瘤。

第四组药物：桑寄生、杜仲滋水补肾平肝。滋水涵木不一定要用养阴药，补肾药可以涵木。肝风内动我们用镇肝熄风汤、天麻钩藤饮，补肾就能平肝。

最后一组药物是泻火，气有余就是火，用半枝莲、白花蛇舌草清热泻火。

这里就包含五行立极的思想。五行立极怎么立呢？第一，黄芩汤加僵蚕、龙葵这就是治木火刑金的本证；第二，治木来克土加白术、茯苓、薏苡仁、商陆、生姜；第三，清金制木加浙贝、石上柏；第四，滋水涵木加杜仲、桑寄生；第五，治气有余就是火加半枝莲、白花蛇舌草。龙火升腾，木火刑金，所以加龙葵，这是从龙法一个特殊药物。石上柏是一个专门治疗肺肿瘤的药物，民间称它为万年草，治疗老年慢性支气管炎、肺气肿或者肺部感染、肺部肿瘤，都有些特殊疗效。黄芩汤用小剂量芍药治疗太阳与少阳合病导致的腹泻，用大剂量芍药治疗便秘，所以黄芩汤在用大剂量芍药的基础上加了白术、茯苓。补肾用杜仲、桑寄生。桑寄生和黄芩一个治标，一个治本，再用杜仲增强桑寄生的疗效。所以桑寄生、杜仲配黄芩是清肝平肝又一办法，来自天麻钩藤饮。而镇肝熄风汤偏于肝阴虚。川楝子、白芍、天门冬、玄参等，药物基本接近于一贯煎。一贯煎能养肝阴，镇肝熄风汤在一贯煎基础上加了潜阳、息风、平肝药，是阴虚阳亢，这又是一法。所以这个滋水涵木有两类，一类是天麻钩藤饮证，一类是镇肝熄风汤证。

这个患者更多地表现为肝郁脾虚，木来克土，三阴是个递进关系，肝郁日久就会导致脾虚。从脾及肾，传到少阴，太阴传少阴。肝郁用黄芩清肝，脾虚用白术、茯苓，再传到少阴就用桑寄生、杜仲。考虑到以肝为本，所以选择的药物就是以桑寄生为主加杜仲，这个就能够补肾。这就是一个六经的传变关系，同时又是寒化、热化的问题。石上柏和卷柏不一样，石上柏入太阴经，卷柏强心利水入少阴经。这个患者没有心脏受累等症状，所以用石上柏。商陆、和人参有一点区别，商陆又叫土人参，经常用于气虚、血虚的人，但是三七有一个补气养血的作用，而商陆有一个补气利水的作用，如果兼有湿邪的，三七补气可以活血，商陆补气可以利水。

二、食管癌

1. 小青龙汤去麻黄加附子治疗食管癌病例：

淡附子 6g　干姜 10g　细辛 3g　射干 10g　五味子 5g　法半夏 30g　生赭石 30g　威灵仙 30g　急性子 10g　醋商陆 9g　砂仁 10g　泽漆 30g　蜈蚣 2g　天龙 5g　郁金 30g　瓜蒌 40g　桂枝 10g　白芍 10g

小青龙汤去麻黄加附子一开始吃效果好，长期服用效果不好。因为小青龙汤去麻黄加附子本身不适用于器质性疾病，只适用于吞咽梗阻急性期。很多人用小青龙汤去麻黄加附子，前面一个月病情得到缓解，再吃就没有效果，肿瘤进展了。《伤寒论》小青龙汤去麻黄加附子偏重于气化。食道梗阻后会分泌很多白色清稀分泌物，吐出来以后像痰一样，所以就用小青龙汤，不外乎阳虚加附子。小青龙汤去麻黄加附子，治疗食管癌一定是有效的，但是他的治疗偏于气化。我们要考虑肿瘤的特征，用复形质药物，用太乙紫金锭，加强小青龙汤去麻黄加附子的作用。

2. 吴门验方——进退青龙汤

【组成】桂枝9g　白芍9g　干姜9g　附子9g　山慈姑6g　威灵仙30g

【主治】阳虚型食管癌。

吴门温阳验方：进退青龙汤，来自于《伤寒论》小青龙汤。小青龙汤有一条"若噎者，去麻黄，加附子"。这就是小青龙汤去麻黄加附子，治疗噎嗝，最常见的就是食管癌。小青龙汤治心下有留饮，咳吐白色清稀泡沫痰。噎嗝的患者，由于食管梗阻，食管分泌液不能顺畅地流到胃，就吐出大量像痰一样的白色黏液。中医看到吐出来白色黏液，像白色泡沫痰，不管是从呼吸道吐出来，还是从消化道咳出来，都被认为是痰饮。所以用小青龙汤，若噎者加附子。在此基础上，加了山慈姑。山慈姑在这里的作用：第一，小青龙汤中桂枝、细辛、干姜等温药很多，但是化痰药只有一味半夏。因为阳化气，人体生长依赖于阳气。阳躁而阴静，肿瘤细胞的转移，也依赖于阳气。温阳药促进肿瘤生长易转移，但是扶阳又是中医治疗肿瘤的一大绝活。肿瘤往往表现为痰瘀互结，痰为阴邪，非温不化，不用温阳药，怎么治肿瘤。复方三生饮，附子配生半夏、生南星，不是单纯用附子。"病痰饮者，当以温药和之"，用山慈姑搭配温阳药，大大增加了化痰作用。山慈姑有肝损伤，要减轻山慈姑的肝损伤，用山慈姑配五味子。五味子是特异性保肝降酶药。小青龙汤中的五味子正好拮抗山慈姑的毒性反应。山慈姑恰好是中医治疗食管癌的一个药物。食道上面是咽喉，用半夏利咽，下面是贲门，威灵仙能够增强贲门括约肌的功能，食管癌为什么吞咽梗阻呢？肿瘤侵犯食道肌细胞，肿瘤僵硬不能够扩张，食物下不去，而威灵仙可以改善贲门括约肌功能。半夏、威灵仙配起来，正好把食管给包起来，这就成了我们的进退青龙汤，治疗噎嗝，附子能够增强半夏的化痰作用。如果痰湿很重加泽漆，泽漆是大戟的苗，毒性反应小，比较安全。进退青龙汤，加附子进少阴，去麻黄退太阳，所以叫进退青龙汤。

彩　图

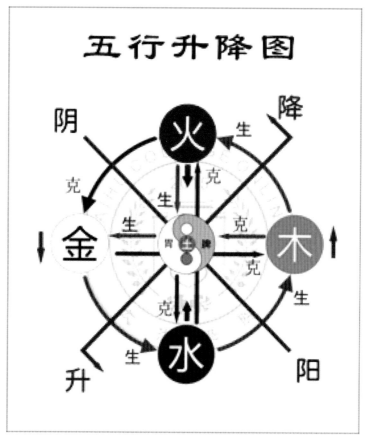

彩图 1　五行升降图

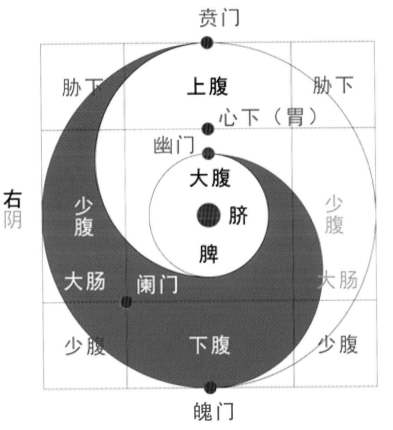

贲门

上腹

胁下   胁下

心下（胃）

幽门

大腹

右 阴

少腹   脐   少腹

脾

左 阳

大肠   阑门   大肠

少腹   下腹   少腹

魄门

彩图 2　腹诊九区法

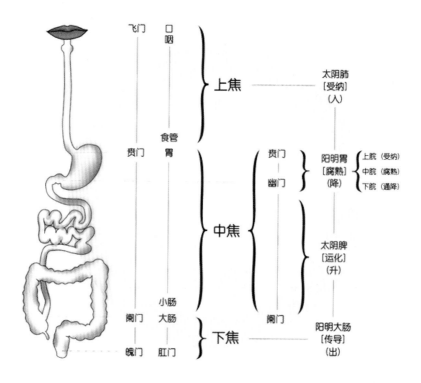

彩图3 七冲门

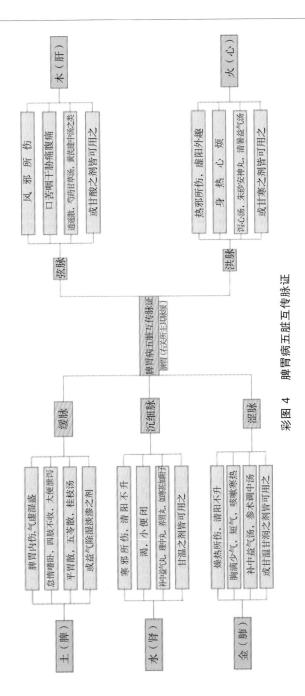

彩图 4　脾胃病五脏互传脉证

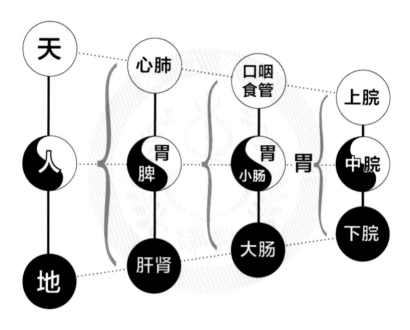

彩图 5　三才—三焦—三脘

参与本书整理者

文字录入：　吴喜华　　王宗陵　　孙敏燕　　李　淼　　孙崇铎
　　　　　　　牛永宁　　黄廉鑫　　魏红霞　　孙迎春　　张美霞
　　　　　　　王之平　　杨　光　　单越涛　　易昌全　　皮诺曦
　　　　　　　贺　雁　　李　晶　　李向林　　张艳娟　　赵晓东
　　　　　　　朱　琳　　张玉萱　　李天鹏　　周　楠

文字校对：　杨　光　　张艳娟　　李向林　　赵晓东　　牛永宁
　　　　　　　朱　琳　　王之平　　姜　涛　　黄元德

后期出版整理：张　琴　　张艳娟　　单越涛

全书统筹及统稿：张艳娟